え!? ここまでわかるの?
人工呼吸器グラフィックス

監訳 **竹内 宗之**
大阪府立母子保健総合医療センター集中治療科 主任部長

Rapid Interpretation of Ventilator Waveforms
Second Edition

Authors
Jonathan B. Waugh, Ph.D., RRT, RPFT, FAARC
University of Alabama Birmingham
Critical Care Department
Birmingham, Alabama

Vijay M. Deshpande, M.S., RRT, FAARC
Georgia State University
Division of Respiratory Therapy
Atlanta, Georgia

Melissa K. Brown, BSRT, RRT-NPS
Grossmont Community College
Health Sciences Department
El Cajon, California
and
Sharp Memorial Hospital
Pulmonary Department
San Diego, California

Robert J. Harwood, M.S.A., RRT-NPS
Georgia State University
Division of Respiratory Therapy
Atlanta, Georgia

メディカル・サイエンス・インターナショナル

Authorized translation from the English language edition, entitled RAPID INTER-
PRETATION OF VENTILATOR WAVEFORMS, 2nd Edition, ISBN: 0131749226 by
WAUGH, JONATHAN B.; DESHPANDE, VIJAY M.; BROWN, MELISSA K.; HARWOOD,
ROBERT, J.; published by Pearson Education, Inc.

Copyright © 2007 by Pearson Education, Inc.
All Rights Reserved. No part of this book may be reproduced or transmitted in any
form or by any means, electronic or mechanical, including photocopying, recording
or by any information storage retrieval system, without permission from Pearson
Education, Inc.

First JAPANESE language edition published by MEDICAL SCIENCES INTERNA-
TIONAL, LTD., Copyright © 2015.
Printed and Bound in Japan

本書は Pearson Education, Inc. より 2007 年に出版された **RAPID INTERPRETATION
OF VENTILATOR WAVEFORMS**, 2nd Edition（ISBN 0131749226）by WAUGH,
JONATHAN B.; DESHPANDE, VIJAY M.; BROWN, MELISSA K.; HARWOOD,
ROBERT, J. の翻訳である。

原著の著作権は Pearson Education, Inc. が有する。複写・保存・デジタルデータ化など
電子媒体や電子機器による本書の複製・転写行為、または各種記憶保存システムの手段に
よる無断複製および転載を禁じるものとする。

日本語翻訳版の著作権は MEDICAL SCIENCES INTERNATIONAL, LTD. が有する。

監訳者序文

どこの学会だったのかは，覚えていない．でも，店頭に並んでいたのを，ぼくにしては珍しく，衝動買いした．ぼくはもともとグラフィックモニターマニアである．医者になって3年目に静的P-Vループと出会い，それ以来グラフィックモニターに出現する変わった波形やループの意味を謎解きする「遊び」が大好きになった．本書はその興味を十分に満足させる楽しい謎解き本であった．そして，読み出して最初に驚いたのだが，この本の推薦文は，その「趣味」が高じて留学させてもらった先のボスであるKacmarek先生だった．

数年前，MEDSiの金子さんから，とても面白い本があるのでぜひ翻訳してみませんか，と相談があった．それがこの本であった．レジデントの先生や看護師さんを初め，ぜひいろんな人に読んで欲しいと感じていた本だったから，やってみたいとは思ったのだが，ちょうどその頃，ぼくの勤務先は新病棟を建築中で，集中治療科も大きな転換期を迎えていた．ぼくはさまざまな仕事を抱え，それが可能なのか不安だった．悩んでいると，同僚のA先生が，ぜひやりましょうよ，いい話ですよ，やれるでしょう，と背中を押してくれた．A先生はいつもそうである．悩んでいるぼくを前進させる原動力である．

ありがたいことに，ぼくにはたくさんの優秀な後輩がいる．その全員に翻訳を頼むと，一人ひとりの分担があまりにも少なくなってしまうので，今回は，当時一緒に働いていたなかで，麻酔科出身の後輩たち4人にお願いすることにした．麻酔科出身の集中治療医である以上，呼吸管理のプロであるから，この本に書かれたグラフィックモニターに関する知識を生かして，患者さんに優しい人工呼吸を提供できるようになってほしいと思ったからである．

A先生の予想したとおり，彼らはあっという間にそれぞれの分担の翻訳を仕上げてしまった．結局，時間を浪費したのは，ぼくの監訳だった（すみません）．でも，監訳しながら，ひとつ感じたことがある．翻訳文って，翻訳する人を表すものだなと．すべての過程ですべての作業を一番早く仕上げたB先生は，とても几帳面であり，翻訳も原文に最も忠実な形であった．C先生は，臨床でも飲み込みが早く，理解力抜群である．翻訳も著者の述べたい思いを重視し，原文の文体を随分変えて意訳してみせてくれた．D先生は何事にもバランスをうまく取れるタイプで，訳も，この2人の中間的な文体であった．そういう，それぞれの人となりと重なる箇所を発見するたびに，ああ，彼らしいな，と何度もニヤリとしながら，楽しく監訳させてもらった．

監訳作業終了も間近に迫ったある日，巻末の参考文献を眺めていたら，自分が留学中に書いたP-Vループに関する論文が紹介されていてびっくりした．やはり，ぼくには，この本を翻訳する強い縁があったようだ．

すべての教科書がそうであるように，読み込んでいくと，何度か図や本文に間違いを発見することがあった．そこは，訳注の形でぼくらなりの解釈を加えるようにした．でも，それを発見するのも「謎解き」本の楽しさだと思いませんか？　読者の皆さんにも，あれ？ここはおかしいぞ，この波形は実はこういう意味じゃないか？という箇所を発見されたら，

そこに優越感を感じてもらいつつ，ぜひ連絡いただきたい（mtake1017@yahoo.co.jp）。そういう声を生かし，版を重ね，よりよい本にしていけたらと思う。そして，読み込むことで，この本が皆さんの座右の書となることを切に願っている．

最後になるが，普段の臨床を支えてくれるセンターの仲間たちや看護師さんたち，この本の編集を担当して適切なアドバイスをたくさんくださった豊嶋さん，それから，病院に単身赴任をしているような生活をしているぼくを陰で支えてくれる家族に，感謝の念を表したい．

大阪府立母子保健総合医療センター集中治療科
竹内宗之

監訳者・訳者一覧

監訳者
竹内宗之
大阪府立母子保健総合医療センター集中治療科 主任部長

訳者（翻訳章順）
山下智範　大阪大学医学部附属病院麻酔集中治療医学講座　（1, 5章）
堀口　佑　大阪大学医学部附属病院麻酔集中治療医学講座　（2章）
寺田雄紀　奈良県立医科大学麻酔科学教室　（3, 4章）
橘　一也　大阪府立母子保健総合医療センター集中治療科 副部長　（6章, 付録）

はじめに

本書は人工呼吸器でプロットされるグラフ（波形）を解説し，教科書の補足として，あるいは臨床現場に持ち込み，その場で使える参考書を目指して企画された。

第1章では，理解を助けるために，わかりやすく，読みやすい，概念的な図を作成して解説している。その図の隣に，患者から得られた実際の呼吸波形を示した。それにより，臨床の場でよく見られるアーチファクトに慣れてもらえると考えている。第2章以降のグラフはほとんどが実際の人工呼吸器からプロットされた波形の記録を用いている。

本書を執筆するにあたっては，単純に，持ち運びができる参考書または学習書として，教室で学習するときと同じように患者のベッドサイドで用いることを主眼にした。わかりやすさや読みやすさを重視して，解説や注釈は必要最小限にとどめた。限定された状況下や実験的な使用法，あるいは主流ではないと考えられるような人工呼吸器の波形については，入門的な本書のコンセプトを優先して多くは触れられていない。

臨床現場で遭遇するかもしれない波形をすべて掲載することは，非実用的であり，かつ冗長であろう。どのように波形が形成されるかを理解してもらうことにより，読者が普段見慣れない呼吸波形に対しても，その原因や意味することを推測できるようにすることが本書の目的である。多くのパターンを記憶するかわりに，波形の意味を理解することは，問題解決や異常な状況の修正に役立つとともに，臨床家が未来のまだ見知らぬ呼吸様式に順応するための備えとなる。

レビュー

Robert Tralongo, MBA, RRT-NPS
Respiratory Therapy Program
Molloy College
Rockville Center, New York

Heidi Story, AS, RRT, RCP
Respiratory Therapy Program
Ohlone College
Fremont, California

Stanley M. Pearson, MSEd, RRT
Respiratory Therapy Program
SIUC/School of Allied Health
Carbondale, Illinois

Susan Pilbeam, MS, RRT, FAARC
Respiratory Care Educational Consultant
St. Augustine, Florida

序

変遷は，人生にとって，ひとつの現実である．それは進歩の過程でみられ，最初のかつ最も重要な道しるべとなる．呼吸療法という職業は，時代とともにはっきりと変化し，進歩してきた．「酸素技師」として働きだした頃と，私が目にしてきたここ40年間の変遷を考えると，そこには大きな驚きがある．1960年代半ばの人工呼吸器は，単純に圧縮空気もしくは電気で作動する機械であり，呼吸器モードはアシスト，アシスト/コントロール，コントロールしかなかった．1960年代に使用できた人工呼吸器で，何らかの監視装置や警報が付いている機種はごく少数であった．今日に至って，人工呼吸器には革命的な変化が起きている．人工呼吸器はさまざまなマイクロプロセッサーによって制御されている．そのおかげで非常に多様な種類の圧や容量をコントロールした呼吸器モードを用いることができる．さらには無数とも思われる数のアラームも組み入れられている．装置によっては，故障を識別する300を超えるエラーコードが組み込まれている．なかでも，現在の集中治療室(ICU)における人工呼吸器は，患者の詳細なモニターが行えるようになっており，この貢献は計りしれない．今日，現在販売されているほぼすべての人工呼吸器も，圧，流量，容量の波形に加えて，圧-容量，流量-容量ループを表示することができる．しかし，多くの臨床家たちが直面しているジレンマは，これらの情報を活用したいと望んでも，これらの波形が示す情報を解釈するための適切な資料がないことである．

Waugh，Deshpande，Brown，そしてHarwoodがまとめた本書は，そのジレンマを解決してくれる．本書で提示されている波形の解釈は，呼吸療法の文献として歓迎できるものであり，また以前から必要とされてきた内容を含んでいる．本書の著者らが示す基本的情報は，人工呼吸器の波形を解釈するにあたって，すべての臨床家にとって必要なものである．本書からは，人工呼吸器が描く波形の情報を理解し，評価するための，単純明快な指針が得られるだろう．著者らは本書の目的を，「波形がどのように形成されるかを理解してもらうことにより，読者が普段見慣れない呼吸波形に対しても，その原因や意味することを推測できるようにすること」としている．この目標は本書で十分に達成できていると言えよう！　本書では，これらの情報が理解しやすく，そしてさらに重要なことに，たくさんの図や例によって示されている．本書は学生にとってもベテランの臨床家にとってもすばらしい教科書であり，すべての呼吸療法の専門家の書棚に喜んで迎えられるはずである．

本書に収められた情報を理解することは，今日の呼吸療法認定士にとって非常に重要なことである．1960～70年代を思い返せば，このような本が満を持して登場するとは想像だにできなかった．私たちは専門家として長い長い道のりを歩み，進歩してきたのだと感銘を受けるものである．

Robert M. Kacmarek, Ph.D., RRT, FAARC
Professor of Anesthesiology, Harvard Medical School
Director, Respiratory Care
Massachusetts General Hospital
Boston, Massachusetts

目　次

第1章　人工呼吸器グラフィックと臨床応用　1

Ⅰ．基礎概念　1
   症例　1
Ⅱ．人工呼吸器の設定変更と病態の変化が波形に及ぼす影響　1
   周期時間と呼吸回数の相互関係　2
Ⅲ．流量が吸気時間と呼気時間に及ぼす影響　4
Ⅳ．気道抵抗と呼吸器系コンプライアンスの変化による影響　6
Ⅴ．スカラー　8
Ⅵ．呼吸器モードおよび対応するスカラー　10
   量規定式調節換気モード　10
      流量スカラー　10
      容量スカラー　10
      圧スカラー　10
   量規定式アシスト換気モード　12
      流量スカラー　12
      容量スカラー　12
      圧スカラー　12
   同期式間欠的強制換気（SIMV）　14
      流量スカラー　14
      容量スカラー　14
      圧スカラー　14
   SIMV＋プレッシャーサポート換気（PSV）　16
      流量スカラー　16
      容量スカラー　16
      圧スカラー　16
   SIMV＋PSV＋持続気道陽圧（CPAP）　18
      流量スカラー　18
      容量スカラー　18
      圧スカラー　18
   プレッシャーコントロール換気（PCV）　20
      流量スカラー　20
      容量スカラー　20
      圧スカラー　20

第2章　圧-容量ループ，流量-容量ループ　22

Ⅰ．総肺コンプライアンス　22
Ⅱ．圧-容量（P-V）ループ　26
Ⅲ．呼吸仕事量　31

Ⅳ．流量-容量（F-V）ループ　33
　Ⅴ．ループの解釈　35

第3章　一般的な人工呼吸器モードのためのグラフィック波形　52

　Ⅰ．量規定式換気スカラー　52
　　　量規定式調節換気　52
　　　　波形の特徴　52
　　　量規定式アシストコントロール換気　52
　　　　波形の特徴　52
　　　量規定式同期式間欠的強制換気 synchronized intermittent mandatory ventilation (SIMV)　52
　　　　波形の特徴　52
　Ⅱ．圧規定式換気スカラー　54
　　　圧規定式調節換気　54
　　　　波形の特徴　54
　　　圧規定式アシストコントロール換気　54
　　　　波形の特徴　54
　　　圧規定式 SIMV　54
　　　　波形の特徴　54
　Ⅲ．自発呼吸スカラー　56
　　　持続気道陽圧 continuous positive airway pressure (CPAP)　56
　　　　波形の特徴　56
　　　プレッシャーサポート換気 (PSV)　56
　　　　波形の特徴　56
　　　PSV＋CPAP　56
　　　　波形の特徴　56
　　　PSV でのライズタイム（立ち上がり時間）の設定と流量サイクル定義の設定　58
　　　Bi-Level および airway pressure release ventilation (APRV)　59
　Ⅳ．複合モード：量規定式換気スカラー　60
　　　量規定式 SIMV＋CPAP　60
　　　　波形の特徴　60
　　　量規定式 SIMV＋PSV　60
　　　　波形の特徴　60
　　　量規定式 SIMV＋PSV＋CPAP　60
　　　　波形の特徴　60
　Ⅴ．複合モード：圧規定式換気スカラー　62
　　　圧規定式 SIMV＋CPAP　62
　　　　波形の特徴　62
　　　圧規定式 SIMV＋PSV　62
　　　　波形の特徴　62
　　　圧規定式 SIMV＋PSV＋CPAP　62
　　　　波形の特徴　62
　Ⅵ．量規定式換気での圧-容量（P-V）ループと流量-容量（F-V）ループ　64

定常流での量規定式調節換気　64
　　定常流での量規定式アシスト換気　64
　　量規定式SIMV　64
Ⅶ. 圧規定式換気でのP-VループとF-Vループ　66
　　圧規定式調節換気　66
　　圧規定式アシスト換気　66
　　圧規定式SIMV　66
Ⅷ. 自発呼吸でのP-VループとF-Vループ　68
　　CPAP　68
　　PSV　68
　　PSV＋CPAP　68
Ⅸ. 複合モード：量規定式換気でのP-VループとF-Vループ　70
　　量規定式SIMV＋CPAP　70
　　量規定式SIMV＋PSV　70
　　量規定式SIMV＋PSV＋CPAP　70
Ⅹ. 複合モード：圧規定式換気でのP-VループとF-Vループ　72
　　圧規定式SIMV＋CPAP　72
　　圧規定式SIMV＋PSV　72
　　圧規定式SIMV＋PSV＋CPAP　72

第4章　圧規定式換気と量規定式換気のモニタリング　74

Ⅰ. はじめに　74
Ⅱ. 圧スカラー vs. 容量スカラー　75
Ⅲ. 圧規定式換気と量規定式換気中の吸気ポーズ時間　76
Ⅳ. 量規定式換気と圧規定式換気における気道抵抗増加の影響　78
Ⅴ. 低下したコンプライアンスの影響　81
Ⅵ. 圧規定式換気の3つの状態　82
Ⅶ. プレッシャーコントロール換気（PCV），プレッシャーサポート換気（PSV），量規定式換気での漸減流量　83

第5章　よく見られる臨床所見　84

Ⅰ. 呼吸器系コンプライアンスの変化　84
　　コンプライアンスの低下と変曲点　84
　　過膨張　88
　　努力呼気　89
Ⅱ. 気道閉塞　90
　　気管支痙攣：気管支拡張薬の効果に関する評価　90
　　動的過膨張によるエアトラッピング　92
　　早期末梢気道虚脱によるエアトラッピング　94
　　気管チューブの屈曲　96
Ⅲ. 患者-人工呼吸器の非同調性　97
　　不適切な吸気流量　97

不適切なトリガー感度　98
　　　患者-人工呼吸器の呼吸回数の非同調　100
　Ⅳ．リーク　101

第6章　新生児・乳幼児での使用　102

　Ⅰ．はじめに　102
　Ⅱ．乳幼児の正常呼吸機能　103
　Ⅲ．正常スカラー，流量-容量（F-V）ループおよび圧-容量（P-V）ループ　104
　Ⅳ．異常波形　111
　　　不適当な感度設定によるスカラー　111
　　　大きなエアリークとオートサイクリングスカラー　112
　　　圧規定式アシスト換気モードでの非同調スカラー　113
　　　圧規定式アシスト換気モードでの非同調 F-V ループと P-V ループ　114
　Ⅴ．不十分な流量スカラー　115
　　　不十分な立ち上がり時間または流量　115
　　　過剰な吸気圧と流量スカラー　116
　　　過剰な吸気圧が P-V ループに及ぼす影響　116
　　　コンプライアンスが低下した F-V ループと P-V ループ　117
　　　過剰な吸気時間スカラー　118
　Ⅵ．吸気終了設定によるスカラー　119
　　　breath-stacking (auto-PEEP) スカラー　120
　　　breath-stacking の F-V ループと P-V ループ　121
　　　閉塞性障害があるときの呼気流量スカラー　122
　　　閉塞性障害があるときの呼気 F-V ループと P-V ループ　123
　　　右主気管支挿管時のスカラー　124
　　　右主気管支挿管時の F-V ループと P-V ループ　125
　　　抜管時のスカラー　126
　　　乱れた基線の流量スカラー　127
　　　高頻度換気（HFV）　128
　　　ガス交換に影響を及ぼす因子　128

付録A　症例検討　131
付録B　人工呼吸器波形チェックリスト　141

参考文献　143

索引　145

注意

　本書に記載した情報に関しては，正確を期し，一般臨床で広く受け入れられている方法を記載するよう注意を払った。しかしながら，監訳者，訳者ならびに出版社は，本書の情報を用いた結果生じたいかなる不都合に対しても責任を負うものではない。本書の内容の特定な状況への適用に関しての責任は，医師各自のうちにある。

　監訳者，訳者ならびに出版社は，本書に記載した薬物の選択，用量については，出版時の最新の推奨，および臨床状況に基づいていることを確認するよう努力を払っている。しかし，医学は日進月歩で進んでおり，政府の規制は変わり，薬物療法や薬物反応に関する情報は常に変化している。読者は，薬物の使用にあたっては個々の薬物の添付文書を参照し，適応，用量，付加された注意・警告に関する変化を常に確認することを怠ってはならない。これは，推奨された薬物が新しいものであったり，汎用されるものではない場合に，特に重要である。

第1章 人工呼吸器グラフィックと臨床応用

I. 基礎概念

人工呼吸を説明するときには4つの基礎パラメータである圧，容量，流量，時間が最もよく使われる。通常，これらのパラメータは互いにプロットされ，病態の変化に応じてそれを反映するように変化する。通常は流量 vs. 時間，容量 vs. 時間，圧 vs. 時間からなるスカラーとよばれる3つのグラフが用いられる。他にも，流量-容量ループ (F-V ループ) や圧-容量ループ (P-V ループ) などのグラフは，肺機能変化について情報を迅速に提供してくれる。初期のパラメータを統一するために，以下の例が，あらゆる人工呼吸器設定や肺機能を比較するための基準や参考となるだろう。

■症例

次の症例は，人工呼吸器に内蔵されたコンピュータグラフィックシステムが，設定または算出されたパラメータを用いて，実際にはどのような波形を描くかを説明するために作られたものである。人工呼吸器モードを変化させたときに圧，容量，流量の時間に対するプロットがどう描かれるか，この例を用いて示す。

開心術後の患者がICUに入室し，以下のパラメータのもとで量規定式換気が行われた。
- 1回換気量 (V_T)：750 mL (0.75 L)
- 呼吸回数 (f)：15 回/min (呼吸周期/min)
- 吸気流量 ($\dot{V}$)：30 L/min
- 気道抵抗 (R_{AW})：10 cmH$_2$O/L/sec
- 呼吸器系コンプライアンス (C_{RS})：0.05 L/cmH$_2$O (50 mL/cmH$_2$O)
- モード：調節

II. 人工呼吸器の設定変更と病態の変化が波形に及ぼす影響

人工呼吸器の設定を変更すると，グラフィックにも相応する変化が認められる。同様に気道抵抗 (R_{AW}) や呼吸器系コンプライアンス (C_{RS}) の変化によっても波形に特有の変化が現れる。図1-1〜1-4は，それらのパラメータの変化が人工呼吸器のグラフィックに及ぼす影響を示している。図1-1Aと1-1Bでは，他の条件を変えずに呼吸回数 (f) を変えたときの周期時間 (T_C) への影響をみてほしい。図1-2Aと1-2Bは吸気流量 ($\dot{V}$) を変化させたときの吸気時間 (T_I) と呼気時間 (T_E) への影響を示す。図1-3では R_{AW} の上昇が経気道圧差 (P_{TA}) と最高気道内圧 peak inspiratory pressure (PIP) に与える影響に注目してほしい。図1-4は C_{RS} の低下が肺胞内圧と PIP に与える影響を示す。

■ 周期時間と呼吸回数の相互関係

周期時間は設定した呼吸回数によって厳密に決まる。図 1-1A と 1-1B は呼吸回数の変化による流量スカラーへの影響を示す。

初期設定（V_T＝750 mL，f＝15 回/min，$\dot{V}$＝30 L/min）から，周期時間は次式で計算できる。

$$T_C = \frac{60 \text{ sec/min}}{呼吸回数} = \frac{60 \text{ sec/min}}{15 \text{ 回/min}} = 4 \text{ sec}$$

周期時間は吸気時間と呼気時間からなる。吸気時間は供給される 1 回換気量と吸気流量から計算される。この症例では吸気時間は 1.5 sec であり，残り 2.5 sec が呼気時間である。

図 1-1A を見ていただきたい。呼吸回数が 20 回/min に上がる（グレーの曲線）と，周期時間は 3 sec に減り，呼気時間は 1.5 sec に減る。

$$T_C = \frac{60 \text{ sec/min}}{呼吸回数} = \frac{60 \text{ sec/min}}{20 \text{ 回/min}} = 3 \text{ sec}$$

図 1-1B で，呼吸回数が 15 回/min から 12 回/min に下がることによる影響をみてほしい。周期時間は 4 sec から 5 sec に増える（グレーの曲線）。

$$T_C = \frac{60 \text{ sec/min}}{呼吸回数} = \frac{60 \text{ sec/min}}{12 \text{ 回/min}} = 5 \text{ sec}$$

吸気時間は不変であるから，呼気時間は 2.5 sec から 3.5 sec に増える（$T_E = T_C - T_I =$ 5 sec − 1.5 sec ＝ 3.5 sec）。

［訳注：第 1 章の流量スカラーの図は基本的に吸気のイメージを作るために作図されている。厳密には吸気と呼気の面積が一致するはずだが，読者には流量の絶対値ではなく「形」や「タイミング」に注目していただきたい］

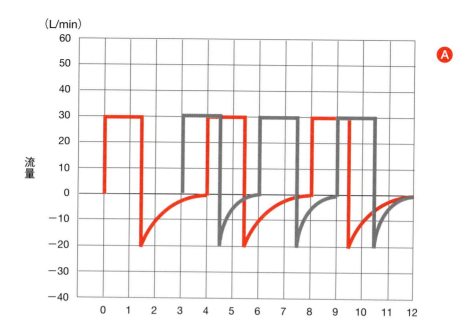

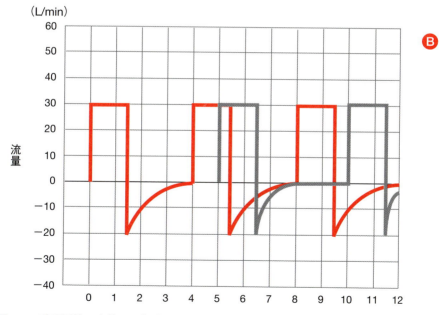

図 1-1 呼吸回数の変化が周期時間に及ぼす影響
Aは呼吸回数増加時，Bは呼吸回数減少時。

III. 流量が吸気時間と呼気時間に及ぼす影響

吸気流量が上がると（図 1-2A），吸気時間が減り，呼気時間が増える。逆に吸気流量が下がると（図 1-2B），吸気時間が増え，呼気時間が減る。

吸気時間は 1 回換気量を吸気流量（mL/sec）で除することで計算できる。初期設定では，$V_T=750$ mL, $f=15$ 回/min, $\dot{V}=30$ L/min, $T_C=4$ sec, $T_I=1.5$ sec, $T_E=2.5$ sec, 吸気流量＝30 L/min＝30 L/60 sec＝0.5 L/sec＝500 mL/sec である。

$$T_I = \frac{1\ 回換気量}{吸気流量} = \frac{750\ \text{mL}}{500\ \text{mL/sec}} = 1.5\ \text{sec}$$

図 1-2A をみていただきたい。流量が 30 L/min から 60 L/min に上がったことによる影響がグラフに示されている。吸気時間が 1.5 sec から 0.75 sec に減り，呼気時間が 2.5 sec から 3.25 sec に増えていることに注目してほしい。周期時間は 4 sec のままである。流量が 30 L/min から 60 L/min へ倍増すると，吸気時間は 1.5 sec から 0.75 sec へと半減し，呼気時間が長くなる（3.25 sec）。（吸気流量＝60 L/min＝60 L/60 sec＝1 L/sec＝1,000 mL/sec）

$$T_I = \frac{1\ 回換気量}{吸気流量} = \frac{750\ \text{mL}}{1,000\ \text{mL/sec}} = 0.75\ \text{sec}$$

図 1-2B に示されるように，吸気流量が下がると吸気時間は増える。吸気流量が 30 L/min から 22.5 L/min に下がっている（吸気流量＝22.5 L/min＝22.5 L/60 sec＝0.375 L/sec＝375 mL/sec）。吸気流量の変化により，吸気時間 1.5 sec から 2.0 sec に増え，かわりに呼気時間が 2.5 sec から 2.0 sec に減っている。

$$T_I = \frac{1\ 回換気量}{吸気流量} = \frac{750\ \text{mL}}{375\ \text{mL/sec}} = 2.0\ \text{sec}$$

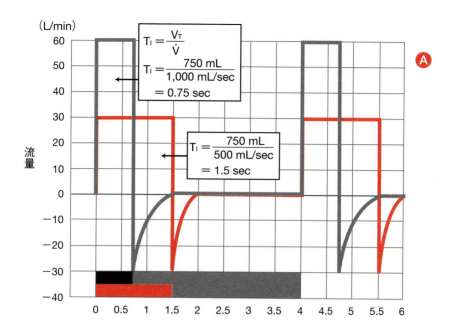

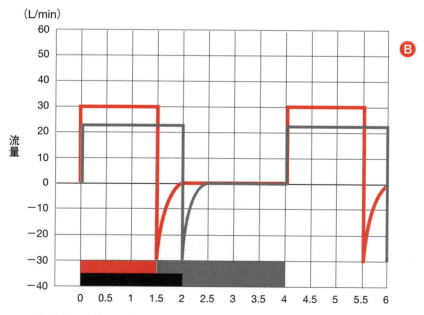

図 1-2 吸気流量の変化が吸気時間と呼気時間に及ぼす影響

IV. 気道抵抗と呼吸器系コンプライアンスの変化による影響

図 1-3 と図 1-4 は，気道抵抗 (R_{AW}) の変化と呼吸器系コンプライアンス (C_{RS}) の低下が圧スカラーに及ぼす影響を示す。

圧スカラーにプロットされる圧は，既知の R_{AW}，C_{RS}，吸気流量，1 回換気量から計算されている。吸気と呼気のあいだ中，ガスの流れは常に気道において抵抗を受ける。分子の摩擦が圧を生じるためである。この圧は R_{AW} とガス流量の積に等しい。R_{AW} に打ち勝って気道をガスが流れるのに要する圧が経気道圧差 (P_{TA}) である。

$$P_{TA} = 流量 \times R_{AW}$$
$$= 0.5\,L/sec \times 10\,cmH_2O/L/sec$$
$$= 5\,cmH_2O$$

ガス分子がいったん肺胞に達すると，与えられた 1 回換気量を肺胞の弾性力に逆らって肺に供給するため，さらに圧が必要となる。この圧は肺胞内圧 (P_A) として知られる。この圧は吸気ホールド時あるいは吸気プラトー時に得られるため，プラトー圧 ($P_{PLATEAU}$) あるいは静止圧 (P_{STATIC}) とよばれる。この圧は 1 回換気量と C_{RS} から計算される。

$$P_{PLATEAU} = P_A = \frac{1\,回換気量}{C_{RS}}$$

$V_T = 750\,mL$，$C_{RS} = 0.05\,L/cmH_2O = 50\,mL/cmH_2O$ であるから，

$$P_{PLATEAU} = \frac{750\,mL}{50\,mL/cmH_2O} = 15\,cmH_2O$$

2 つの圧，P_{TA} と $P_{PLATEAU}$ がわかれば，PIP (最高気道内圧) が得られる。

$$PIP = P_{TA} + P_{PLATEAU}$$
$$= 5\,cmH_2O + 15\,cmH_2O$$
$$= 20\,cmH_2O$$

図 1-3 は R_{AW} 上昇時の圧スカラーのグラフである。R_{AW} が上昇すると，それに打ち勝つのに必要な圧が上昇し，PIP も上昇することに注目してほしい。初期パラメータが $P_{TA} = 5\,cmH_2O$，$P_A = 15\,cmH_2O$，$PIP = 20\,cmH_2O$ であるとき，分泌物の増加や気管支痙攣，あるいはその他の何らかの閉塞により R_{AW} が 2 倍になると，P_{TA} は $10\,cmH_2O$ に上昇し，PIP は $25\,cmH_2O$ まで上昇する。

図 1-4 では，C_{RS} が低下すると P_{STATIC} あるいは $P_{PLATEAU}$ は上がり，結果的に気道内圧が上昇することを示している。コンプライアンスが半減する ($25\,mL/cmH_2O$) と，$P_{PLATEAU}$ は $30\,cmH_2O$，PIP は $35\,cmH_2O$ に上がる。

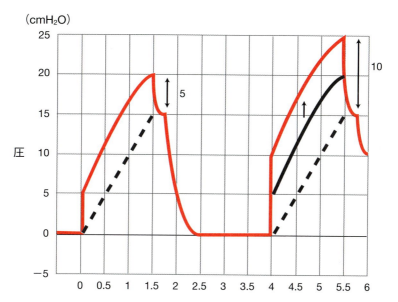

図1-3　気道抵抗の上昇が圧波形に及ぼす影響

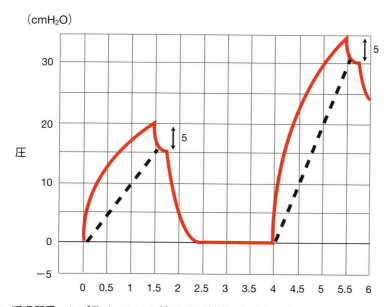

図1-4　呼吸器系コンプライアンスの低下が圧波形に及ぼす影響

V. スカラー

グラフィック上の人工呼吸は，6つのステージによって解釈することができる（図 1-5）。
　　A．吸気開始
　　B．吸気
　　C．吸気終了
　　D．呼気開始
　　E．呼気
　　F．呼気終了

人工呼吸のこれら6つのステージは以下のような意味をもつ。

A. **吸気開始**はトリガー様式に依存する。調節換気モードあるいは人工呼吸器によってバックアップ換気が作動している場合，人工呼吸器はあらかじめ設定された時間が経過することで吸気を開始する。これを **time-triggered breath**（時間トリガー呼吸）とよぶ。アシスト換気モードあるいは同期式間欠的強制換気 synchronized intermittent mandatory ventilation (SIMV) では，人工呼吸器は患者の吸気努力によって換気を開始する。これを **patient-triggered breath**（患者トリガー呼吸）とよぶ。

B. 人工呼吸の**吸気**中は，その呼吸における流量，容量，圧の特徴は，気道抵抗，呼吸器系コンプライアンス，ガスの供給様式と流量，1回換気量など，種々の因子に依存して決まる。

C. **吸気終了**を決定するパラメータ，すなわちサイクル機序を設定する。これには容量サイクル，圧サイクル，時間サイクル，流量サイクルがある。

D. 通常，人工呼吸中は，吸気が終わると呼気弁が開くことで**呼気が始まる**。しかし吸気ポーズあるいは加圧ホールド調節が作動している場合など特定の状況下では，吸気ガスが止まっても呼気弁は開かない。供給された容量は肺の中にとどまり，静止圧またはプラトー圧を生じる。この場合，呼気は呼気弁が開くと始まる。この現象については後述する。

E. **呼気**は受動的に起こり，その特徴は気道抵抗と人工気道の抵抗，肺の弾性力（呼吸器系コンプライアンス）に依存する。

F. 次の呼吸の開始（**呼気の終了**）。

［訳注：図 1-5 の例のような定常流の量規定式換気では，理論的には圧スカラーの B 部分はほぼ直線的に上昇する］

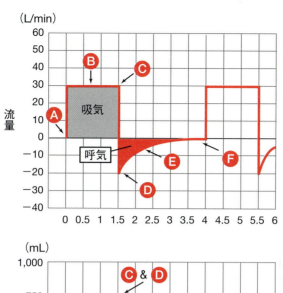
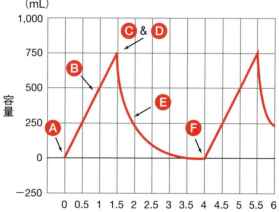
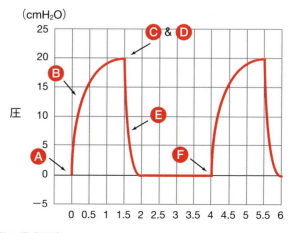

図1-5　呼吸周期の構成要素

VI. 呼吸器モードおよび対応するスカラー

図1-6～図1-11に示すグラフは，多くの人工呼吸器に搭載されている6つのモードである。どのスカラーも2通りのフォーマットで示している。すなわち，症例から得たパラメータをもとに作成したグラフ（左側）と，人工呼吸器のグラフィックモジュールから得られた実際の波形（右側）である。読者には，この2つのグラフ（実際の波形と作成された波形）を比較して評価していただきたい。

■ 量規定式調節換気モード

図1-6では以下の点に注意していただきたい。

a．どのグラフでも，吸気時間と呼気時間はそれぞれ吸気終了，呼気終了と対応している。
b．**流量スカラーの呼気時に限り，基線の下まで伸びる陰性の曲線が認められる**。これは流量トランスデューサが吸気（陽性の振れ）と呼気（陰性の振れ）を計測していることに起因する。
c．矩形の流量波形は，定常流パターンであることを示している。
d．流量が一定なので，容量は直線的に供給される（直線的に増加する）。
e．最初に5 cmH$_2$Oまで圧が上昇するのは気道抵抗に打ち勝つために必要な圧（P$_{TA}$）に当たる。それ以降の圧の上昇は，呼吸器系コンプライアンスおよびそこに到達する容量に依存する。
f．吸気終了時（1.5 sec）にはガスの供給は止まるが，このとき1回換気量はすべて供給されており，最高気道内圧（PIP）に達している。

◆ 流量スカラー（図1-6A）

人工呼吸の開始時に矩形波で表される定常流が人工呼吸器によって供給される。流量は即座に設定された30 L/minに達し，1.5 sec持続する（T$_I$=V$_T$/流量）。そして流量は0となり呼気が始まる。トランスデューサは呼気を陰性波として記録する。呼気流量は即座にピークとなり，その後0に向かい徐々に上昇する。次の吸気は設定した周期時間（T$_C$=60 sec/f）である4 secが経過すると開始され，記録が続けられる。

◆ 容量スカラー（図1-6B）

モニター機器が流量スカラーを数学的に積分することで容量スカラーを描いている。流量が一定であるため容量は単位時間あたり一定の速度で増加し，結果として波形は直線となる。設定した1回換気量である750 mLが供給されると吸気は停止する。呼気弁が開くと容量は基線に向かって減少する。次の吸気は周期時間が経過すると始まる。

◆ 圧スカラー

図1-6Cを見てほしい。吸気開始時にはガスの流れは摩擦による気道抵抗を受ける。ガス分子が気道を流れているあいだは，分子同士あるいは分子と気道壁との衝突によって圧が生じる。圧が5 cmH$_2$Oまで急に上昇しているのは気道抵抗による（P$_{TA}$=流量×R$_{AW}$）。摩擦抵抗に打ち勝ったガスは肺胞に入り，弾性抵抗を受ける。吸気時間は設定された換気量が入るまで終了しないため，換気量と呼吸器系コンプライアンスに厳密に従い（P$_{PLATEAU}$=V$_T$/C$_{RS}$），圧は徐々に増加する。この症例ではプラトー圧は15 cmH$_2$OでP$_{TA}$は5 cmH$_2$Oであり，したがって，PIPは20 cmH$_2$Oと計算される。吸気終了時（1.5 sec）に圧は下がり基線（0 cmH$_2$O）に戻る。次の波（吸気）は4 sec（T$_C$）後に始まる。

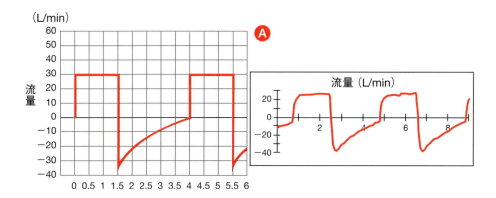
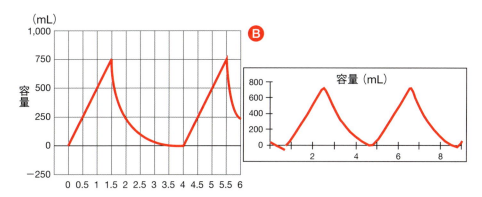
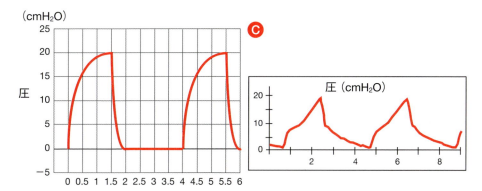

図 1-6 　量規定式調節換気モードの波形
［訳注：圧スカラーの圧上昇部分は患者圧スカラーでみられるように理論的には直線的に上昇する］

■ **量規定式アシスト換気モード**

図 1-7 のパラメータの変化をみていただきたい。吸気流量は 60 L/min に上げられ，12 回/min の補助換気へと変更された。しかし，患者は自発呼吸により 20 回の換気をトリガーしている。これらのパラメータの調整によって，他の算出されるパラメータも変化することに注目してほしい。

$$T_C は，\frac{60 \text{ sec/min}}{20 \text{ 回/min}} = 3 \text{ sec} \quad \text{に下がる。}$$

吸気流量が 30 L/min から 60 L/min に上がった結果，T_I は 0.75 sec に減った。

$$T_I = \frac{750 \text{ mL}}{1,000 \text{ mL/sec}} = 0.75 \text{ sec}$$

P_{TA} も，吸気流量が上がることで上昇する。

$$P_{TA} = 流量 \times R_{AW}$$

$$= 1 \text{ L/sec} \times \frac{10 \text{ cmH}_2\text{O}}{\text{L/sec}}$$

$$= 10 \text{ cmH}_2\text{O}$$

そして，PIP はそれに相応して上昇する。

$$PIP = P_{TA} + P_A = 10 + 15 \text{ cmH}_2\text{O}$$
$$= 25 \text{ cmH}_2\text{O}$$

以下の点に注意してほしい。
a．流量が上がることによって吸気時間が短縮し，患者は呼吸回数を 20 回/min に上げることができる。流量は即座に 60 L/min に達し，0.75 sec のあいだは一定に保たれている。
b．圧スカラーでの小さい陰性の振れは，患者トリガーを表しており，これはすべての自発呼吸による補助換気に特徴的である。
c．立ち上がりに圧が 10 cmH$_2$O に上昇するのは，気道抵抗に打ち勝つために必要な圧である。その結果，PIP は 25 cmH$_2$O に達する。

◆ **流量スカラー** (図 1-7A)
調節換気モードと同様，人工呼吸器は吸気時間中，矩形波で表されるように定常流を供給する。吸気流量が 60 L/min に上がったため，吸気時間 (0.75 sec) のあいだは 60 L/min の流量が維持される。設定された 1 回換気量が供給されたら流量は 0 になり，呼気が始まる。呼気が進むと流量波形は徐々に基線に戻る。次の吸気は 3 sec 後に始まる。

◆ **容量スカラー** (図 1-7B)
調節換気モードの容量スカラーと同様，供給される容量は直線的に増加する。設定された 1 回換気量である 750 mL に達すると供給は終わる。呼気が始まると容量は基線に向かって減少する。周期時間が経過したら次の供給が開始される。

◆ **圧スカラー** (図 1-7C)
調節換気モードの圧スカラーと比較すると，明らかな違いがある。小さい陰性波は患者によって吸気がトリガーされていること（患者トリガー）を示し，これが補助換気と言われる理由である。立ち上がりに圧が 10 cmH$_2$O となるのは気道抵抗による圧（P_{TA} = 流量 × R_{AW}）のためである。呼吸器系コンプライアンスは変化しないので，肺へ 1 回換気量を供

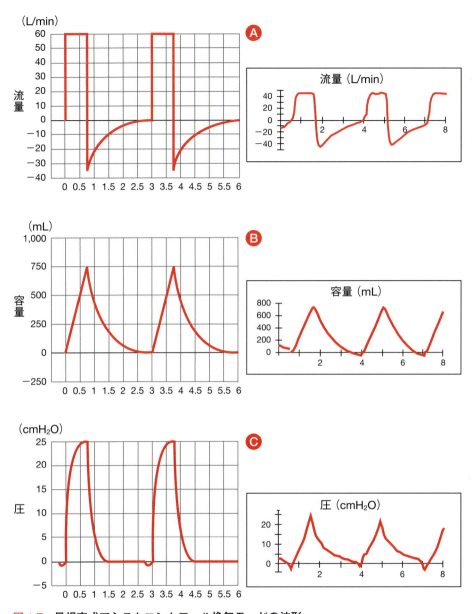

図 1-7 量規定式アシストコントロール換気モードの波形

給するのに要する圧は変わらない（15 cmH$_2$O）。結果，PIPは0.75 sec（吸気時間）で合計すると25 cmH$_2$Oに達する。このとき吸気は換気量が供給されると終了する（容量サイクル）。呼気弁は開き，圧はすぐに基線に戻る。

■ 同期式間欠的強制換気（SIMV）

図1-8のパラメータ変化をみていただきたい。20回/minの補助換気では患者は過換気となった。この患者に対し12回/minのSIMVモードへと変更することになった。この変更により，患者は2回の機械換気のあいだに1回換気量150 mLの自発呼吸を2回していることがわかり，呼吸回数は計36回/minとなった。

以下の点に注意してほしい。
a．2回の機械換気のあいだで，自発呼吸の吸気流量はグラフの陽性部分，呼気中の流量は基線の下（陰性部分）に波形が描かれる。
b．自発呼吸の換気量は150 mLである。
c．流量，容量と異なり，自発呼吸の吸気時圧は陰性側に描かれ，呼気時圧は陽性側に描かれている。
d．3つのスカラーでは，どの呼吸ステージとも同じ時点で起こっている。

◆ **流量スカラー**（図1-8A）
グラフから2回の機械換気のあいだに2回の自発呼吸があることがわかる。人工呼吸の特徴は補助換気時（図1-7）と同じである。自発呼吸時の曲線では，吸気流量は陽性波，呼気流量は陰性波として描かれる。SIMVによる呼吸回数が12回/minに設定されているので，機械換気の周期時間は5 secに設定される。5 secごとに機械換気あるいは強制換気が供給される。

◆ **容量スカラー**（図1-8B）
容量曲線が最大に達する点をみると，自発呼吸時の換気量は150 mLにすぎないことがわかる。ここでも，機械換気の特徴は補助換気時（図1-7）と同様である。

◆ **圧スカラー**（図1-8C）
自発呼吸時の吸気曲線は陰性の振れ，呼気時は陽性の振れとして表されていることに注目してほしい。また，機械換気は開始前に小さな陰性波が認められることから，患者によってトリガーされていることがわかる。

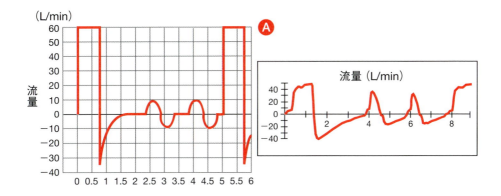

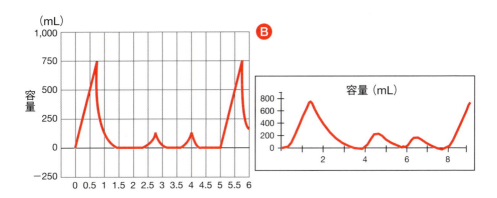

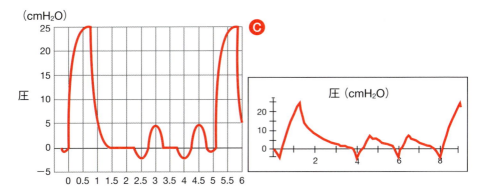

図 1-8　同期式間欠的強制換気（SIMV）の波形
［訳注：図 1-8A の機械換気に対応する呼気面積は本来，吸気側の面積と同じになるはずであり，この図では吸気のみに注目してもらいたい］

■ **SIMV＋プレッシャーサポート換気（PSV）**
図 1-9 のパラメータの変化に注目していただきたい。自発呼吸の 1 回換気量が非常に少なかったため，10 cmH$_2$O の PSV が開始された。これによって自発呼吸の 1 回換気量は 150 mL から 350 mL に増加し，患者の呼吸回数は 36 回/min から 24 回/min に下がった。つまり 2 回の機械換気のあいだに患者は 1 回の自発呼吸をしていることになる。

以下の点に注意してほしい。
a．流量スカラーで，PSV の流量は減っていき，流量があるレベルに低下した時点で吸気が終了する（流量サイクル）。
b．容量の推移をみると，自発呼吸では 350 mL の換気量が供給されていることがわかる。
c．PSV では，吸気中の圧は一定（この症例では 10 cmH$_2$O）に保たれる。呼気時に圧は下がり，基線に戻る。また，圧スカラーで吸気開始時に小さな陰性波を認めることから，すべての呼吸が患者によってトリガーされていることがわかる。

◆ **流量スカラー**（図 1-9A）
2 回の機械換気のあいだに PSV があることに注目してほしい。PSV で最も特徴的なのは流量である。吸気時に，流量は最大値から漸減する。PSV では通常，吸気流量が人工呼吸器によって決められた特定のレベルに下がった時点で吸気が終了する（通常，最大流量の 25％）。このように PSV は流量サイクル換気とよぶこともできる。

◆ **容量スカラー**（図 1-9B）
PSV を行うことによって自発呼吸の換気量は 150 mL から 350 mL に増加し，自発呼吸回数は減少した。2 回の機械換気のあいだに患者は 1 回だけ自発呼吸をしている。

◆ **圧スカラー**（図 1-9C）
吸気時に圧は 10 cmH$_2$O に保たれていることがわかるだろう。また，圧スカラーで小さな陰性波があることから，自発呼吸，機械換気ともに，患者によってトリガーされていることに注目してほしい。

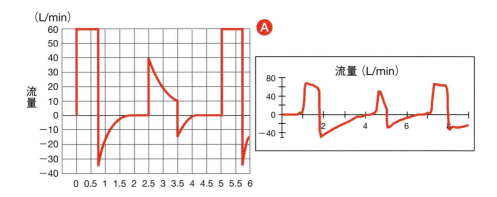
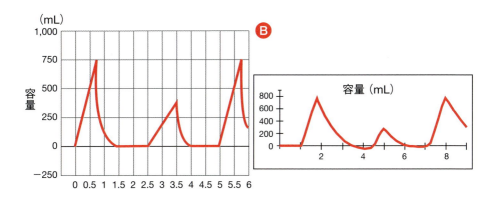
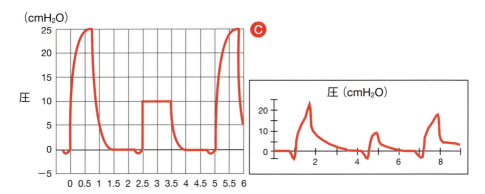

図 1-9　同期式間欠的強制換気（SIMV）＋プレッシャーサポート換気（PSV）の波形
［訳注：流量スカラーで吸気側の面積はおそらくスペースの都合上小さく描かれているが，本来は吸気と呼気の面積は等しくなる］

■ SIMV＋PSV＋持続気道陽圧（CPAP）

図 1-10 のパラメータの変化を見ていただきたい。血液ガス分析によると患者の換気は適切と考えられたが，酸素化の状態は許容できなかった。F_{IO_2} 0.9 の条件下で患者の Pa_{O_2} は 43 mmHg であった。そこで酸素化改善のため持続気道陽圧 continuous positive airway pressure (CPAP) を開始することとなった。自発呼吸下で基線圧が 0 cmH$_2$O より高い状態を CPAP とよび，機械換気の存在下で基線圧を上げることは呼気終末陽圧 positive end expiratory pressure (PEEP) とよぶ。いずれの場合も CPAP とよばれることが一般的になりつつある。CPAP のレベルは徐々に上げられ，パルスオキシメトリ（Sp_{O_2}）を参考に調節された。CPAP レベルを 15 cmH$_2$O とした時点で Sp_{O_2} は 90％に上昇した。

以下の点に注意してほしい。
a．CPAP 開始によって圧スカラーの基線は 0 cmH$_2$O から 15 cmH$_2$O に上昇し，その結果，PIP は 25 cmH$_2$O から 40 cmH$_2$O に上昇している。
b．呼気終了時に気道内圧は新たな基線である 15 cmH$_2$O に下がっている。
c．流量スカラーおよび容量スカラーでは，基線は CPAP 開始前と変わらない。

◆ **流量スカラー**（図 1-10A）
CPAP を加えることによって流量パターンは前設定（図 1-9A）と変わらない。
◆ **容量スカラー**（図 1-10B）
容量スカラーは変わらない。
◆ **圧スカラー**（図 1-10C）
基線が 0 cmH$_2$O から 15 cmH$_2$O に上がったことがわかるだろう。これにより PIP は 25 cmH$_2$O から 40 cmH$_2$O に上昇した。

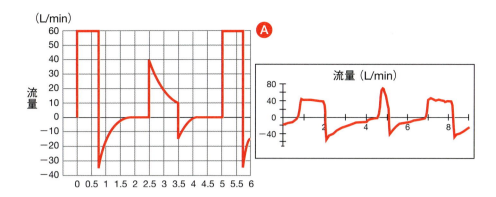
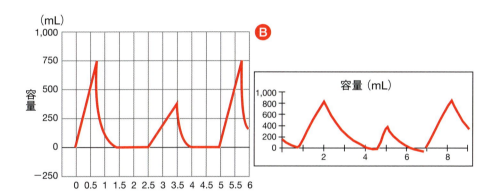
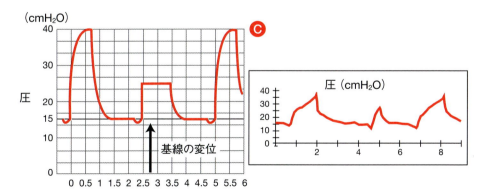

図1-10　SIMV＋PSV＋持続気道陽圧（CPAP）の波形

■ **プレッシャーコントロール換気（PCV）**
図 1-11 のパラメータの変化を見ていただきたい．患者の状態は悪化し続け，PIP は徐々に上がり，55 cmH$_2$O となった．そこで，量規定式から圧規定式換気に変更することとなった．患者は鎮静薬を投与され，人工呼吸器は圧 30 cmH$_2$O，呼吸回数 15 回/min の PCV に設定された．吸気時間は 1.5 sec，バックアップ呼吸回数は 12 回/min に設定された．

以下の点に注意してほしい．
a．人工呼吸器は設定した時間が経過すると吸気を終了する（この症例では 1.5 sec）．
b．流量スカラーでは，流量は吸気終了前に 0 まで減る．吸気時間のあいだ，圧は設定された値に保たれる．

◆ **流量スカラー**（図 1-11A）
圧規定式換気モードは時間サイクルであるから，吸気流量は吸気中に漸減し続け，（吸気時間が極端に短くなければ）吸気時間（1.5 sec）が経過したとき，あるいは経過する前に 0 に達する．

◆ **容量スカラー**（図 1-11B）
換気量は肺の特性に依存する．吸気終了時に換気は終了する．

◆ **圧スカラー**（図 1-11C）
PEEP がなくなったため，基線が 0 に戻っているのがわかるだろう．吸気中（1.5 sec），圧は 30 cmH$_2$O に保たれる．

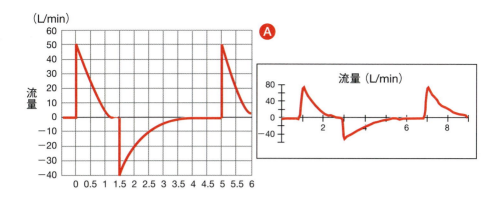
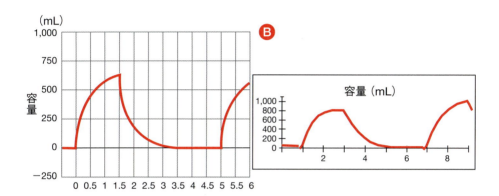
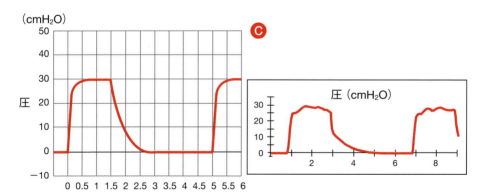

図 1-11　プレッシャーコントロール換気（PCV）の波形

第2章
圧-容量ループ, 流量-容量ループ

I. 総肺コンプライアンス

一般的に, 圧-容量 (P-V) ループや流量-容量 (F-V) ループは, 圧, 流量, 容量スカラーについて十分理解できるようになってから学ぶことになる。スカラーのときと同じように, ループから得られる情報には, 数値から得られるものと波形から得られるものとがある。ループは, 吸気と呼気の曲線をつないでできている。臨床家の多くは, 初め, この曲線が時間の単位で表現されていないという点に難しさを感じる。曲線は呼吸相の初めから終わりまでを示しているが, 時間経過については示していない。

P-V ループと F-V ループを評価するには, 正常な曲線の形や数値, 約束事を理解しておくことが大切である。ループを正確に解析するためには, 軸の目盛りを適切に設定しなければならない。例えば, P-V ループを見ただけで, 曲線の傾斜・勾配から患者の動的コンプライアンスが異常であることをすぐに判断することができる。ループでは, 正常のコンプライアンスは慣習的に水平軸からおよそ 45° の角度で表される。人工呼吸患者の正常の動的コンプライアンスは 50〜80 mL/cmH$_2$O (Tobin, 1994) である。そのため, 軸はそのコンプライアンスの中間値 (65 mL/cmH$_2$O) が約 45° となるように設定するべきである。症例によっては, 慣習に従わずに軸を設定することでループの詳細を理解する助けになることもある。ただし, 軸の設定を変更した場合は, あとから使う人が病棟を歩きながらでも, 遠くから患者の画面をモニターするようなときに支障がないよう, 軸のスケールを元の設定に戻しておくべきである。本章で示すグラフは, P-V ループの詳細を拡大したり図の全体を大きく見せたりするため, 必ずしも正常なコンプライアンスが 45° となるような表示にはなっていない。

読者の多くは, 肺機能検査を通して F-V ループに馴染みがあるかもしれない。しかし, ここで重要なことは, F-V ループでは, 吸気曲線と呼気曲線が水平軸に対してどちらが上にくるかの決まりはないということだ。慣例的に肺機能検査の報告書では F-V ループの吸気曲線は水平軸の下にあり, 呼気曲線は水平軸の上にある。人工呼吸器のグラフはその規格によって異なり, これと同様に表現されていることもあれば逆のこともある。人工呼吸器や患者の要素を同時に 2 つ以上変化させることは, ループの解釈を混乱させる原因の 1 つとなる。患者に対して人工呼吸器の微調整をする際に, 人工呼吸器の波形を確認しながら少しずつ変更することもできる。例えば, 気管支拡張薬の使用前後で曲線の変化を解析しようとするとき, 測定のあいだに人工呼吸器の設定を変更してしまうと, 薬物による改善があいまいになったり誤って解釈されかねない。

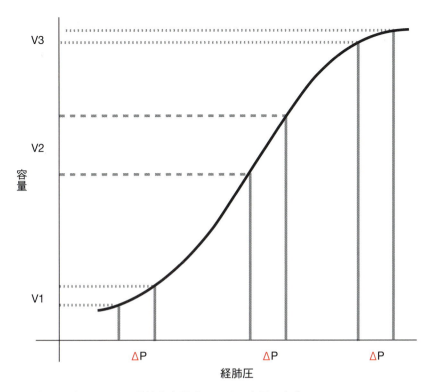

図 2-1 肺コンプライアンス曲線と各部分における容量の変化
経肺圧＝気道内圧−胸腔内圧。

コンプライアンスとは，肺生理学の分野では，一般的に圧の変化に伴う容量の変化を記述するための用語である。換気の状態を議論する際に，コンプライアンスという用語にはいくつかの特定のバリエーションがみられる。患者の肺をゆっくりと陽圧で膨らませて得られるコンプライアンス曲線は，図 2-1 のようになるだろう。与えられた圧に対して最も容量の変化が大きいのは，曲線の中ほどの最も傾斜の大きい部分である。通常，換気の起点はこの部分に位置し，自発呼吸が容量の変化に最も圧を必要としないですむようになっている。無気肺やエアトラッピングのような肺障害は，それぞれ換気の起点を高くしたり低くしたりし，人工呼吸の効率を悪くする。この結果，呼吸器系の動的および静的コンプライアンスは減少し，特に P-V ループにゆがみが生じる。

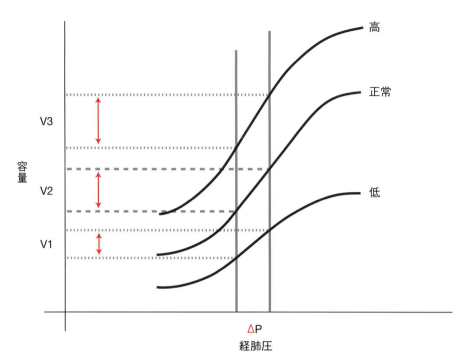

図 2-2　さまざまな肺障害患者の肺コンプライアンス曲線

肺コンプライアンス曲線では，肺障害は換気の起点を上下にずらしているだけではなく，曲線の形そのものも変化させている。気道抵抗をほとんど無視できるようにするために，患者の肺を非常にゆっくりと膨らませ，吸気時の P-V ループを描いてみよう。これらの曲線をみると，曲線の中央部で一定の圧変化を起こした場合，その結果としてもたらされる容量の変化は異なる (図 2-2)。コンプライアンスの大きい患者では (V3)，同じ経肺圧の変化でも大きな換気量を得る。

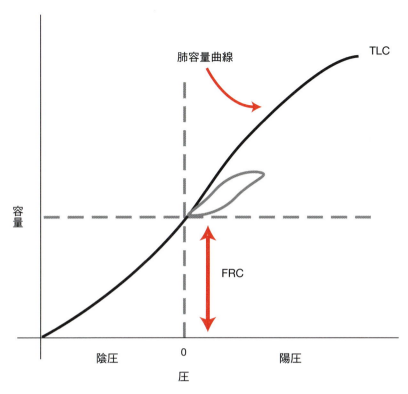

図 2-3　肺容量曲線と呼吸の関係
TLC：total lung capacity（総肺気量），FRC：functional residual capacity（機能的残気量）。

肺容量曲線上に，陽圧による1回換気量を示すと図 2-3 のグレーの曲線のようになる。機能的残気量 functional residual capacity (FRC) は換気と呼吸メカニクスを議論する際に重要な用語である。気道内圧が0の点は，肺が縮む方向の力と胸壁が膨らむ方向の力が釣り合っている点を示している。この釣り合っている点における肺の中の気体の量がFRCである。

II. 圧-容量（P-V）ループ

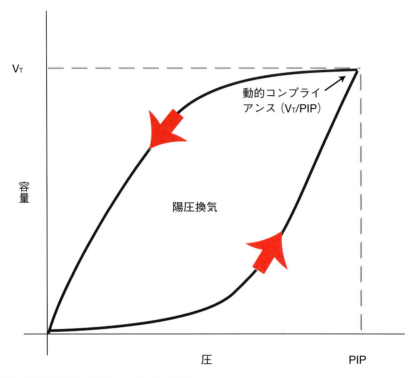

図 2-4　陽圧換気の P-V ループと構成要素
PIP：peak inspiratory pressure（最高気道内圧），V_T：tidal volume（1 回換気量）。

挿管されている患者は人工的に陽圧で換気されている。圧（水平軸）と容量（垂直軸）の変化をグラフに描くと，図 2-4 のようなループが得られる。P-V ループは，しばしば楕円形あるいは**フットボール様**の形をとるとされるが，実際にはこのような対称的な形はみられない。呼吸はグラフの左下の角から始まり赤い矢印に沿って反時計回りに進み，最終的に左下の角で終わる。ループの右上の角は，吸気の終わりと呼気の始まりを示している。この最大の圧と容量を得る点は，呼吸に際しての呼吸器系の動的コンプライアンス（圧によって起こる容量の変化）を表している。ループが圧の 0 の点から始まっていることは，起点で陽圧がかかっていないことを意味している。

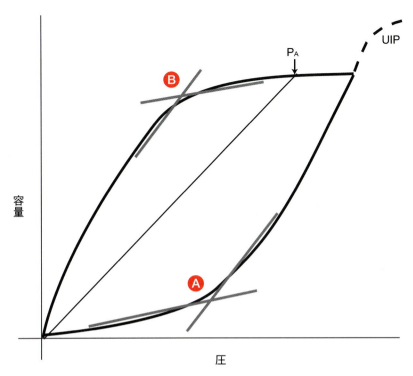

図 2-5 陽圧換気における吸気および呼気での変曲点
P_A：alveolar pressure（肺胞内圧），UIP：upper inflection point（上変曲点）。

呼吸器系コンプライアンスの変化は，静的 P-V ループの傾斜の変化から見つけることができる．傾斜が変化する点は，**変曲点**とよばれている．図 2-5 の曲線には 2 つの変曲点がある．1 つは吸気相の A であり，もう 1 つは呼気相の B である．A 点を吸気曲線の下変曲点 lower inflection point (LIP) とよぶ．1 回換気量を増やしていけば，吸気のあいだに点線で示された上変曲点 upper inflection point (UIP) を得ることができる．B 点は最大弯曲点 point of maximum curvature (PMC) とよばれる．変曲点を決めることが難しい場合，図 2-5 のように吸気曲線と呼気曲線でそれぞれに沿った直線を描くと求めやすくなることがある．描かれた直線の交差点が変曲点として推定できる．吸気では徐々に肺胞が開き始める圧，呼気では虚脱し始める圧と考えられている．一方，この P-V ループが動的に得られたものであれば，容量の変化は圧の変化に対して気道抵抗成分のために遅れ，静的に得られる P-V カーブとは全く意味が異なることになる．吸気の最大値は抵抗成分と最大肺胞内圧 (P_A) を加えた圧となる．容量の増加は圧の増加に対して気道抵抗のために遅れる．このため，動的 P-V ループで得られる変曲点は，PEEP や圧上限を設定する根拠としては当てにならない．変曲点の測定とそれを用いた人工呼吸器の調節に対するより詳細な議論については，第 5 章を参照されたい．

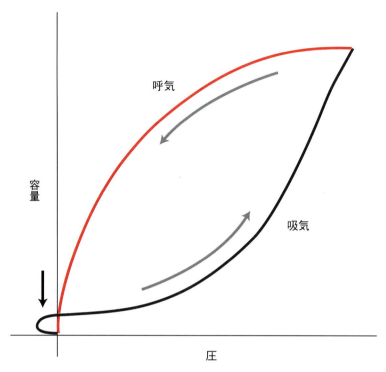

図 2-6　アシスト換気

人工呼吸器による陽圧換気からは，図 2-4，図 2-6 で例示されるような P-V ループが得られる。図 2-4 は，**調節換気**とよばれ，患者の自発呼吸努力を考慮しないで，人工呼吸器だけが呼吸タイミングを決定する呼吸様式を示している。図 2-6 は，患者の自発呼吸を感知して行われている人工呼吸を示している。陽圧換気にはさまざまなバリエーションが存在するが，それらについては第 3 章で詳しく述べられる。前述のとおり，吸気（黒の曲線で示された部分）はグラフの左下の座標軸の交点から始まる。圧軸の負の方向への小さな膨らみ（黒矢印）は，患者が吸気努力を開始していることを示している。自発努力は時計回転の曲線として描かれる。人工呼吸器が患者の吸気努力を感知し機械換気が開始された点で，曲線は圧軸の右の陽圧の方向へと進み反時計回転を始める。呼気は容量と圧の最も高い点から始まり，赤い曲線で示されている。患者の最初の吸気努力部分を除き，機械換気では，吸気相，呼気相のいずれも，圧軸の陽圧側に認められる。

慣例的に，正常な動的コンプライアンスは吸気の始点と終点を結んだときに水平軸からおよそ45°になるよう示されていることを思い出してほしい（図2-7の点線）。呼吸器系コンプライアンスが大きくなると，45°から左に移動する（例：より弱い圧で容量を増やすことができる）。

肺気腫の患者では，典型的にはP-Vループが幅広になり，コンプライアンスが増加して左に移動する（図2-7）。ループが幅広になるという意味は，本章で後述する気道抵抗に関係している。コンプライアンスの変化は，必ずしも抵抗の変化を伴うとは限らない。コンプライアンスの増加は，サーファクタント療法のような状況を除けば，基本的にはゆっくりと起きる。

コンプライアンスが低下すると，図2-8で示されるようにループは右側へ移動する（容量を増やすためにより多くの圧が必要となる）。このような変化は，一般的に急性呼吸促迫症候群 acute respiratory distress syndrome (ARDS) の末期にみられる。コンプライアンスの低下は肺病変の進行に合わせてゆっくりと起こることもあれば，喀痰が気道を閉塞したり気管チューブが右主気管支に進んだりすることによって急激に起こることもある。

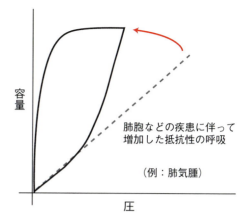

図2-7　呼吸器系コンプライアンスの増加

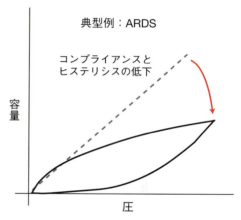

図2-8　呼吸器系コンプライアンスの低下

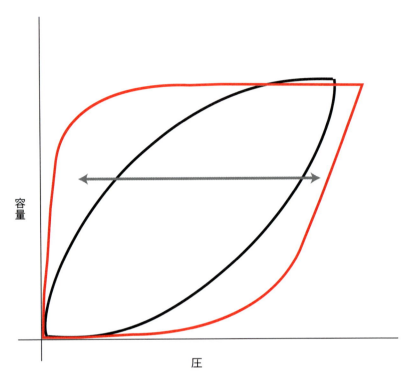

図 2-9　気道抵抗の増大に伴って膨大した P-V ループのヒステリシス

動的 P-V ループでは気道抵抗が変化すると，P-V ループで囲まれる面積と，ループの水平方向の幅が大きくなる（図 2-9）。この変化はヒステリシスといい，気道抵抗の増大によって，圧の変化に対して容量の変化が遅れることに起因する。大きな赤いループは黒いループに対して，最大圧がより高く，最大容量はわずかに少ないことに気づくだろう。人工呼吸器がより圧をかけてもより少ない容量変化しか得られず，人工呼吸器の効率が低下していることが示唆される。挿管患者の正常の気道抵抗（5 cmH_2O/L/sec 程度）は非挿管患者よりもわずかに高い（Broseghini, 1988）。ベテランの臨床家でさえも，ヒステリシスが大きい，あるいは 2 つのループを比較のために重ねているといった状況でなければ，単に P-V ループを見るだけで気道抵抗の増大を指摘することは困難である。F-V ループは，人工呼吸器を使用中の患者に対する気管支拡張薬の効果判定によく用いられている。しかし，量規定式換気で得られる F-V ループは吸気時の気道抵抗の増大を十分に示さないため，気道抵抗の変化をとらえるためには F-V ループと P-V ループの両方を参照する習慣をつけたほうがよい。

III. 呼吸仕事量

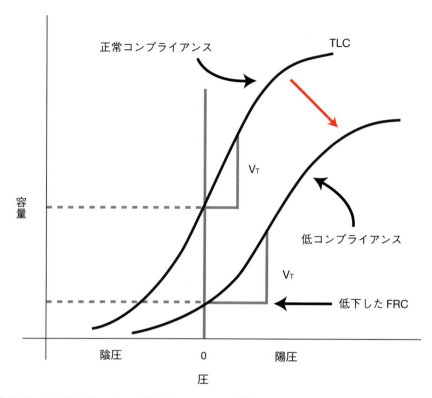

図 2-10　呼吸仕事量によって決定される P-V の関係
TLC：総肺気量，FRC：機能的残気量，V_T：1回換気量。

図 2-10 のコンプライアンス曲線は，図 2-1 や図 2-2 と似ているが，圧軸の 0 点が示されている。一定の圧を加えた際に生じる容量の変化を肺容量曲線上の異なる点で比較すれば，人工呼吸の効率における FRC の重要性が明らかとなる。正常コンプライアンスと低コンプライアンスの曲線を比較すると，同じ容量を得るために，コンプライアンスが低下した曲線では 2 倍の圧を必要としていることがわかる。ある一定の容量を得るために必要な圧の量は，各呼吸のいわゆる**仕事量**に関連している。低コンプライアンスの曲線で呼吸に際しなされる仕事量は，コンプライアンスの減少（曲線の傾き）と FRC の減少（圧軸が 0 点のときの容量）のためにより大きくなっている。呼吸仕事量 work-of-breathing (WOB) はさまざまな方法で測定されるが，ここでは，**機械的 WOB** とよばれる人工呼吸器で得られるグラフを用いて測定する方法について述べる。

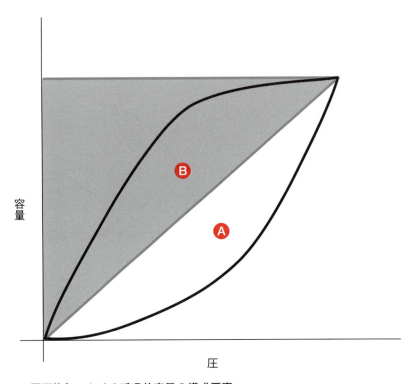

図 2-11 陽圧換気における呼吸仕事量の構成要素
A：気道抵抗に対する仕事，B：肺弾性に対する仕事。

WOB は患者，人工呼吸器，あるいはその両方によってなされている。陽圧換気での WOB の構成要素を図 2-11 で示す。P-V ループのうち，影で表されていない A が，気道抵抗に対抗する WOB を示している。影で表されている B が，弾性のある肺を吸気時に引き伸ばすために必要な WOB を示している。A と B が，換気に際しての機械的な総仕事量である。WOB は，容量が 0 から吸気終末の最大値まで変化するときの圧曲線の下の領域に等しいため，一般的に積分で表される。このことは，P-V ループを左に 90°傾けて容量が x 軸となるようにしたほうがよりわかりやすくなるかもしれない。A と B の面積が大きくなるほど，WOB は大きくなる。多くの人工呼吸器のグラフは，患者口元で（気管チューブコネクター部位で）測定できる機械的仕事量しか示していない。この方法では，患者が一切の呼吸努力をしていないときに限り（完全に筋弛緩されているときだけ）成り立つ。人工呼吸中の患者の WOB に対する寄与の度合いは，食道内圧を描くことで間接的に測定できる。

IV. 流量-容量（F-V）ループ

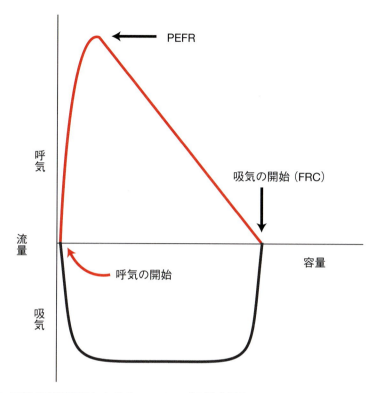

図 2-12　正常の陽圧換気における F-V ループの構成要素
PEFR：peak expiratory flow rate（呼気最大流量），FRC：機能的残気量．

人工呼吸中に記録される F-V ループは，肺機能検査 pulmonary function test (PFT) で報告される F-V ループと同じようにみえる．しかし，人工呼吸では PFT での呼吸と異なり最大呼吸努力は表されない．図 2-12 の垂直軸は流量（L/sec），水平軸は容量（成人では通常 L）を表している．F-V ループでの吸気部分（黒）は水平軸の下に，呼気部分（赤）は上に示されている．この配置は人工呼吸器の規格によって逆の場合もあるということを思い出してほしい．通常，吸気から呼気へ，あるいは呼気から吸気への移り変わりは，曲線が水平軸と交わり，一瞬，流量が 0 となる点で起こる．吸気曲線の形は，人工呼吸器で設定された流量パターンを反映する．この症例は，定常流，あるいは矩形波である．x 軸の最大値は，受動的呼気における呼気最大流量 peak expiratory flow rate (PEFR) を表している．この受動的呼気曲線は，気道閉塞をきたすすべての要因に影響される．

図2-13 は PFT でみられるような完璧な正弦様波形を示している。図2-14 の吸気曲線と呼気曲線は，図2-13 のグラフとは逆さまに位置している。曲線の形は，患者の呼吸，人工呼吸器の設定，呼吸回路の状態，人工呼吸器からの吸気の発生様式によって変化する。図2-14 の2つの呼吸では，最大吸気流量は異なっているが，形は類似している。呼気は受動的であるが，この人工呼吸器の例ではそれぞれの流量設定で異なる容量を供給しており，呼気の流量曲線もわずかに異なっている。

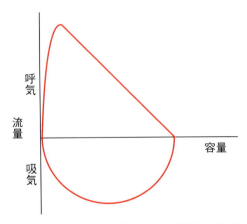

図2-13　人工陽圧換気による正弦波の流量パターン

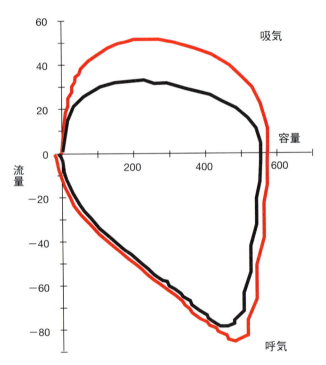

図2-14　2つの流量設定で記録された正弦波の流量パターン

V. ループの解釈

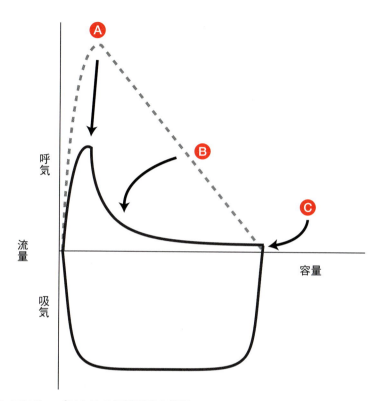

図 2-15　F-V ループにおける気道閉塞の徴候

気道閉塞はその起こる場所と重篤さによって，F-V ループにさまざまな変化をもたらす。図 2-15 のグレーの点線は，例示した症例の正常な呼気流量パターンを示している。矢印は閉塞によって起こりうる正常パターンからの変位を示している。重篤な気道閉塞では多くの場合，最大呼気流量の減少が引き起こされる（図 2-15，矢印 A）。中〜小さな気道閉塞は，呼気曲線の下に向かう部分を凹に変化させる傾向にある（図 2-15，矢印 B）。臨床の現場では，しばしば scooping ［訳注：おたま，または，ひしゃくの形］とよばれる。呼気時間が不十分であったり，異常な解剖学的変化のために最も小さな気道がより早期につぶれたりする場合，エアトラッピングが起こりうる。エアトラッピングは図 2-15 の矢印 C で認められるように，次の吸気の開始の前に呼気曲線が基線（流量 0）に戻らない状態から認識できる。

呼吸時の容量喪失（例えばリーク）は，ループからもスカラーからも知ることができる。いくつかの種類のリークによる容量喪失は，波形上，呼気容量が吸気容量よりも少なくなることから明らかとなる。ループを描くために用いられるフロートランスデューサよりも下流（患者側）で起こるリークによる容量喪失は，吸気容量の一部として認識される。失われた容量はフロートランスデューサに戻ってこないため，ループは閉じない。図 2-16 の赤矢印で示される間隙は，呼気のあいだに一部の容量が失われたことを示している。同じように，図 2-17 の矢印で示されるような間隙も容量が失われていることを示している。このようなリークが起こりうる原因には，気管チューブのカフのリーク，気管胸膜瘻，胸腔チューブからのリーク［訳注：気胸時］がある。吸気容量が設定した容量よりも少ないが，呼気容量と同等である場合の原因は，このようなリークではないだろう。リークがフロートランスデューサと人工呼吸器のあいだの人工呼吸器回路内で発生する場合，吸気容量と呼気容量が同等に減少する（例えば，流量が気道の近位，口元などで測定される場合）。

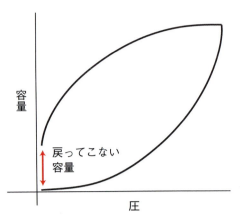

図 2-16　P-V ループで認められる容量喪失

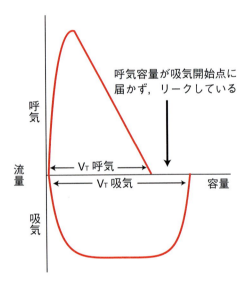

図 2-17　F-V ループで認められる容量喪失

自発呼吸のループ波形は，いくつかの点で陽圧換気での呼吸と異なっている。F-V ループは吸気部分を除いて同じである。自発呼吸の吸気曲線は丸く，人工呼吸器を正弦波に設定したときに似ている（図 2-14）。安静時の自発呼吸では，最大流量が小さいことが特徴である（図 2-18）。呼気は受動的に行われるため，自発呼吸でも人工呼吸器による呼吸でも，一貫して下り坂のような形をとる。

P-V ループにおける自発呼吸と人工呼吸器による呼吸との違いは，F-V ループよりわかりやすい。自発呼吸は胸腔の中で陰圧が生じることによって行われる。そのため，P-V ループは圧軸の陰圧側に至る左側へ膨らみを作る（図 2-19）。曲線は時計回りに動く。呼気曲線は，呼気中の胸腔と気道の陽圧を反映して，圧軸の正の方向に描かれる。

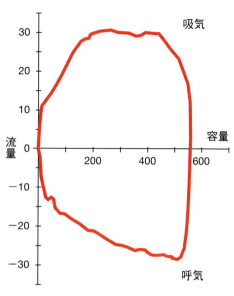

図 2-18　自発呼吸の F-V ループ

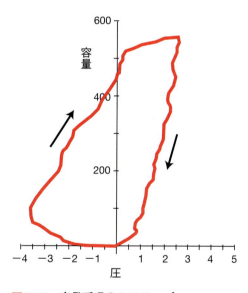

図 2-19　自発呼吸の P-V ループ

図 2-20 は，定常流，あるいは**矩形波**とよばれる人工呼吸の F-V ループである．流量は吸気のあいだほぼ一定である．このため毎回，着実に一定の容量が供給される．このパターンは臨床的には漸減波ほどよく用いられるわけではないが，流量と容量の供給が一定であるため P-V ループの異常を正確に検知することには長けている．図 2-21 は，同じ症例の P-V ループであり，正常の動的コンプライアンスでも P-V ループがおよそ 45°にならないスケールで描かれている．人工呼吸器による換気の正常な動的コンプライアンスは 50〜80 mL/cmH$_2$O であることを思い出してほしい．475 mL の容量変化が 13 cmH$_2$O でもたらされているため，動的コンプライアンスは 37 mL/cmH$_2$O となる．したがって，実際の傾きは，慣例的な 45°より下になるだろう．この P-V ループでは陰圧への振れを認めないので，おそらくは調節換気を示している．

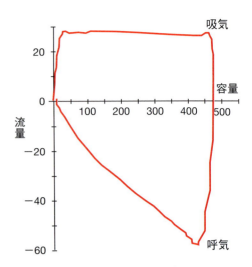

図 2-20　矩形波の人工陽圧換気による F-V ループ

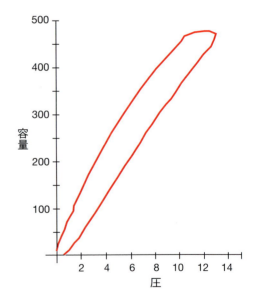

図 2-21　矩形波の人工陽圧換気による P-V ループ

図 2-22 のプレッシャーサポート換気（PSV）による呼吸は，もう 1 つのタイプの陽圧換気である。F-V ループは一見，2 つの対立する呼気曲線をつなげ合わせたようにみえる。吸気相はグレーで，呼気相は赤で示している。PSV による呼吸は，臨床的異常である前述したエアトラッピング（図 2-15）と間違われる特徴をもつ。吸気曲線の傾きが途中で終わって点 A で示される急激な変化を認める。この**吸気終末**に起こる水平軸への突然の落ち込みは，設定した目標の流量値に達して（吸気終了定義）人工呼吸器の周期が吸気から呼気へと変化することによる。一方，auto-PEEP は**呼気終末**での流量が 0 より大きく，次の吸気が始まることで認識される。そのため，吸気と呼気の流量パターンが似ている場合，F-V ループのグラフで吸気と呼気が配置されている方向を自分自身で認識することが特に重要である。

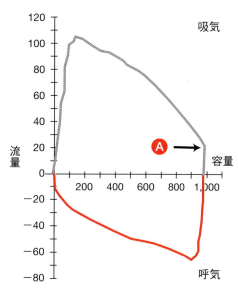

図 2-22　PSV による F-V ループ

図 2-23 に PSV による呼吸の P-V ループを示す。色分けは図 2-22 と同じである。吸気と呼気の曲線が，圧軸の 0 ではなくおよそ $+2\ cmH_2O$ の点で交差していることを指摘しておく（図 2-6 を参照）。100 mL ほどの吸気の後に曲線が交差しているのは，PSV による呼吸の最中に患者が力強い吸気努力をしていることによる。そのため，吸気曲線は滑らかにならない。

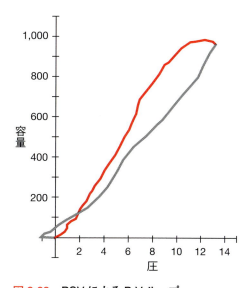

図 2-23　PSV による P-V ループ

量規定式換気と圧規定式換気の比較を図2-24と図2-25に示す。それぞれの図において，量規定式換気は黒，圧規定式換気は赤で示している。量規定式換気は定常流のパターンであるため，F-Vループで吸気と呼気を区別するのは簡単である。圧規定式換気のF-Vループは，吸気終末での水平軸への突然の落ち込みがないことを除いてPSVによる曲線に類似している［訳注：プレッシャーコントロール換気（PCV）であっても，吸気時間が十分でなければPSVと同じような急激な変化を認めることはある］。

圧規定式換気で設定された圧は，量規定式換気でみられる最大圧と同様である（図2-25）。水平軸での幅とヒステリシスが，圧規定式換気でより大きいことに気づくだろう。これはこの条件では，吸気中の流量がより多いため［訳注：抵抗成分に費される圧が大きくなるため］，当然のことである。また圧はおよそ38〜40 cmH$_2$Oでほぼ一定である。この2つの例では，それぞれの換気タイプの気道抵抗と呼吸器系コンプライアンスは同じ値であることに注目してほしい。

よって，圧規定式換気でみられるヒステリシスの増大が，気道抵抗の増大のためであるとするのは正しくないということがわかるだろう。これが，気管支拡張薬の使用前後で比較するときや，人工呼吸器の変更で換気の微調整を行い，その効果の評価をする際に，量規定式換気から圧規定式換気に変更したりその逆を行ったりすることが不適切であるということの理由である。

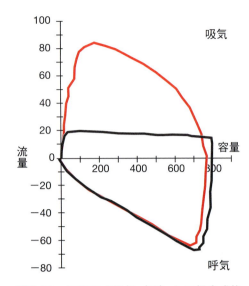

図 2-24　量規定式換気（黒）と圧規定式換気（赤）による F-V ループ

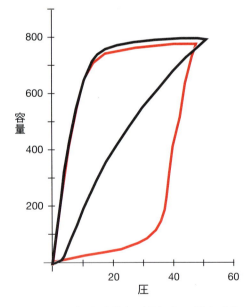

図 2-25　量規定式換気（黒）と圧規定式換気（赤）による P-V ループ

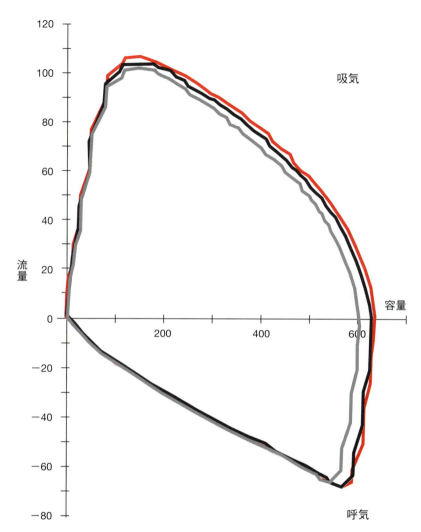

図 2-26 吸気時間を短め→長め（グレー→黒→赤）としたときの PCV による換気

図 2-26 の F-V ループは，圧規定式換気で 3 つの異なる吸気時間を用いた際の容量の違いを示すために，元のグラフを拡大したものである．圧は一定に維持されるが容量は変化する．グレーの曲線は吸気が短いもの，黒い曲線はやや長めの吸気時間を，赤い曲線は吸気時間を最も長く確保したものを示している．肺炎などのように時定数の大きな患者にとって，PCV による換気における吸気時間の延長は，圧を大きくすることなく追加の容量を送り込む助けとなることがある．また十分な吸気時間は，換気の分布を改善すると考えられている．

呼吸器系コンプライアンスの変化は P-V ループで最もよくみることができるが，F-V ループでも同様にそれを予測できる変化が起こっている。図 2-27 で用いられている定常流での換気が，コンプライアンスの変化の影響を特定するのに有効である。赤が最も低いコンプライアンス，黒が中等度のコンプライアンス，グレーが最も高いコンプライアンスを示している。1 回換気量はコンプライアンスが増大するに伴って大きくなる。最大吸気流量は同じであるが，最大呼気流量はコンプライアンスの増加に伴い小さくなる。このパターンは図 2-11 で示された弾性呼吸仕事量の考え方に関係している。吸気の際，肺と胸郭の弾性組織を引き伸ばすことで仕事がなされている。ため込まれた力は呼気に際して開放される。コンプライアンスが増加すると，肺が縮もうとする力（弾性リコイル）も減少する。弾性リコイルが減少するほど，呼気の際に開放される，ため込まれている力が減少する。これが，コンプライアンスが増大したときに最大呼気流量が小さくなる理由である。

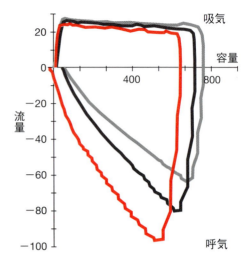

図 2-27　陽圧換気の F-V ループに示されるコンプライアンスの変化の影響

図 2-28 の P-V ループは，気道抵抗は同等の 3 つの異なる呼吸器系コンプライアンスを示している。グレーが高いコンプライアンス，黒が通常のコンプライアンス，赤が低いコンプライアンスを表している。コンプライアンスの減少は，P-V ループではしばしば**右方変位**で反映される。ヒステリシスの増加は ARDS のようにコンプライアンスの減少に伴っても起こることもあるが，この図のように必ず起こるとは限らない。

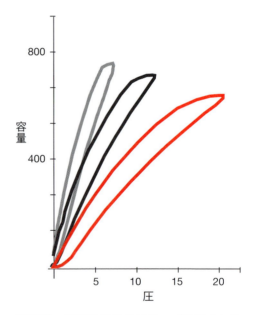

図 2-28　陽圧換気の P-V ループに示されるコンプライアンスの変化の影響

42

気道抵抗の増大は，吸気時，呼気時，あるいはその両方で起こりうる．図 2-29 の F-V ループは，2 つの対照的な定常流呼吸を比較している．1 つは正常な気道抵抗（黒）を示し，もう 1 つでは呼気の気道抵抗が増大している（赤）．最大呼気流量が低下していることに気づくだろう．scooping が認められないことは中枢気道が狭窄しているということに矛盾しない．赤い曲線が 0 点に戻りきれていないことは小さなリークがあることを意味している．

同じ呼吸による P-V ループ（図 2-30）からは，呼気の気道抵抗の増大の影響をよりはっきりと認めることができる．基本的に吸気曲線は同じであり，呼気曲線だけが異なっている．呼気時だけに気道抵抗が増大する原因として，肺気腫や気管支軟化症といった末梢気道が呼気早期に虚脱する疾患や，患者が呼気相で気管チューブを噛むことなどがあげられる．

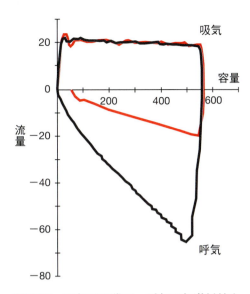

図 2-29　吸気は正常で，呼気の気道抵抗を上昇させた F-V ループ

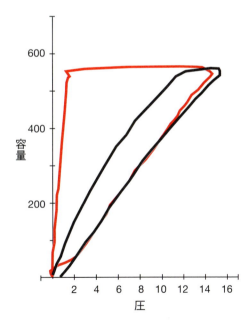

図 2-30　吸気は正常で，呼気の気道抵抗を上昇させた P-V ループ

図 2-31 の F-V ループは，正常の曲線を黒で，吸気の気道抵抗が増大した曲線を赤で示している。F-V ループでみられる吸気の気道抵抗の増大の影響は，ごく小さい。これは，人工呼吸器の換気力が増大した気道抵抗に打ち勝つのに十分だからである。送り込まれる容量はわずかに減少し，相応に呼気最大流量も減少する。

図 2-32 の P-V ループでは，吸気の気道抵抗の増大を非常によく示している。F-V ループでみられたように，正常曲線の容量がわずかに大きいことを除いて，呼気曲線は同様である。1 回換気量は呼気よりも吸気の気道抵抗に影響される。人工呼吸器を用いている患者では，陽圧換気と気管チューブによる気道確保効果のため，吸気時だけに気道抵抗の増大を引き起こす原因はごく少ない。例をあげると，患者が呼気時に気管チューブを噛んでいる，あるいはまれではあるが有茎性腫瘍（茎をもって成長する）が弁の役割を果たし間欠的に気道の開通を妨げる，といったものがある。

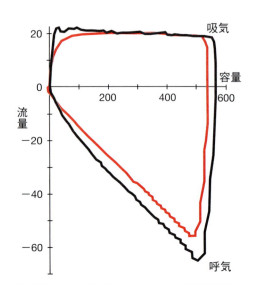

図 2-31　呼気は正常で，吸気の気道抵抗を上昇させた F-V ループ

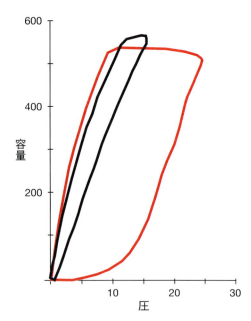

図 2-32　呼気は正常で，吸気の気道抵抗を上昇させた P-V ループ

図 2-33 に示す 2 つの対照的な定常流呼吸の F-V ループは，図 2-29 と図 2-31 の影響を合わせたグラフである．赤い曲線は全人工換気サイクル中に気道抵抗が増大した結果である．矩形波の吸気パターンがわずかに丸くなったこと以外には，黒の正常曲線からの変化は呼気時にしかみられない．

赤の F-V ループ（図 2-33）に対応する P-V ループ（図 2-34）は，正常の曲線よりも明らかにずれている．ヒステリシスが増大しているのは明らかだが，正常曲線が提示されていなければ，それが吸気の気道抵抗の増大によるものなのか，呼気の気道抵抗の増大によるものなのか，あるいはその両方によるものなのかを正確に決めることは困難である．また，気道抵抗が大きくなるほど，容量は設定した値よりも減少する．

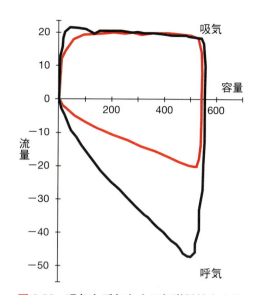

図 2-33　吸気と呼気ともに気道抵抗を上昇させた F-V ループ

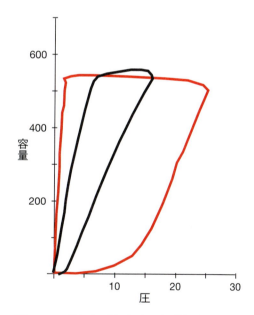

図 2-34　吸気と呼気ともに気道抵抗を上昇させた P-V ループ

量規定式換気では，最大流量を調節すると，波形にさまざまな変化を生じる（図 2-35）。流量は 20，15，10 L/min に変化している（それぞれ赤，黒，グレー）。この人工呼吸器においては，最大流量の減少は 1 回換気量の減少につながっている。それに対応して，呼気最大流量の減少が起こる。この変動は，使用している人工呼吸器の種類や型番によって，容量調節の設定を変更していないときでも，起こることもあれば起こらないこともある。

流量は，換気中の気道抵抗の影響を受ける。図 2-36 の P-V ループの動きは，曲線のヒステリシスが流量の低下によって減少していくことを示している。他のすべての変数が同じ場合，流量の低下に伴って生じるヒステリシスの減少は，気道抵抗の低下を示すことになる（P-V ループの色は図 2-35 の F-V ループの呼吸と一致している）。そのため，気道閉塞がある患者で最大流量を増加させ呼気時間を延長させるように，流量を最適な呼吸に調節しているときは，曲線の変化の結果が患者の気道の変化によるものと解釈するべきではない。

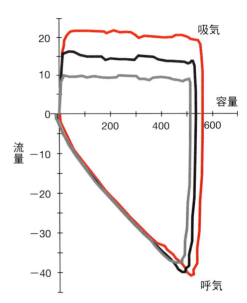

図 2-35　3 つの異なる最大流量による量規定式陽圧換気の F-V ループ

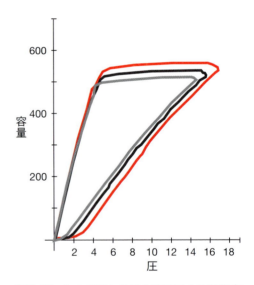

図 2-36　3 つの異なる最大流量による量規定式陽圧換気の P-V ループ

図 2-37 のグラフは，コンプライアンスを正常下限としたときに気道抵抗を変化させた例である．曲線 1 が最も高い気道抵抗を表しているとしたら，曲線 2, 3 は正常を表しているだろうか？　実際には，曲線 3 の異常は少しだけとはいえ，3 つの曲線はいずれも気道抵抗が上昇した異常な状態を表している．しばしばある時点での F-V ループで気道抵抗の増大から気道閉塞を検知することができるが，治療の前後や時間経過での変化を比較することはより有用である．最大呼気流量は減少しているが scooping はみられないことに気づくだろう．これは閉塞部位が中枢気道にあることを示唆している．

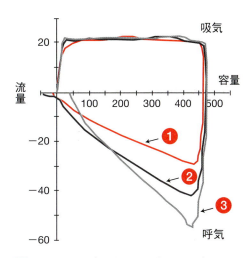

図 2-37　コンプライアンスを 50 mL/cmH$_2$O としたときの，異なる気道抵抗による量規定式換気の F-V ループ

図 2-38 の P-V ループは，気道抵抗の増大に伴うヒステリシスの増加を明らかに示している．曲線 1, 2 を最も抵抗の小さい曲線 3 と比較すると，気道抵抗が吸気と呼気の両方に存在することがわかる．波形画面をメモリーに残しておけるタイプのモニターはあとから比較ができて有用であるが，そうでない場合にもプリンタで印刷しておけば，後に比較するのに使用することができる．そしてそのようにして印刷しておいた波形は同僚と記録を共有したり，あとで興味深い患者の症例検討を行ったりするときにも役立つ．

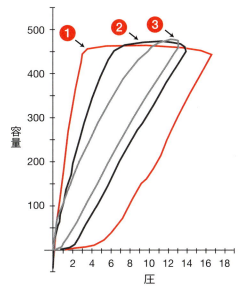

図 2-38　コンプライアンスを 50 mL/cmH$_2$O としたときの異なる気道抵抗による量規定式換気の P-V ループ

第 2 章　圧-容量ループ，流量-容量ループ

図 2-39 は，気道抵抗が増大（20 cmH$_2$O/L/sec）し，コンプライアンスが低下（20 mL/cmH$_2$O）した望ましくない状況での圧規定式換気（赤）と量規定式換気（黒）を比較したグラフである．気道抵抗の増大の原因が気管支痙攣であり，気管支拡張薬が投与されたとすると，図 2-40 のループが得られる．気道抵抗は正常の値に減少し，コンプライアンスは変化しない．

量規定式換気の F-V ループでは，定常流の吸気部分は同じだが，最大呼気流量は増加していることに気づくだろう．これは，量規定式の流量パターンは能動的に制御されている一方，呼気は受動的であり，流量は患者の肺の変化に影響されることから予想できる．

図 2-39 の圧規定式換気による F-V ループでは，吸気と呼気の両方に変化が認められる．図 2-39 と図 2-40 を比較すると，気道抵抗の低下により，流量は換気の両方の相で増加しており，容量はわずかに増えている．これは第 1 章で述べた気道抵抗，圧の変化の影響を可視化するもう 1 つの方法である（わずかなリークを認めることも付け加えておく）．

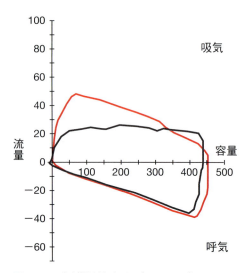

図 2-39 気道抵抗を上げ，コンプライアンスを低下させたときの，圧規定式換気（赤）と量規定式換気（黒）の F-V ループ

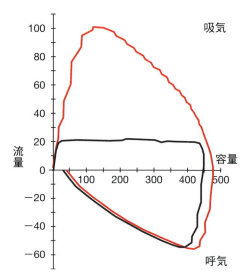

図 2-40 気道抵抗が正常になり，コンプライアンスは低下したままの圧規定式換気と量規定式換気の F-V ループ

図 2-39, 図 2-40 と同じ症例の P-V ループを図 2-41 に示す。A から C への変化は、コンプライアンスを低く保ちながら（20 mL/cmH$_2$O）、気道抵抗を減少させていった影響を示している。図 2-41 に示されるような 3 段階の気道抵抗の変化が起こったとき、P-V ループでは段階的な変化を認める。A, B, C の量規定式換気（黒）によるグラフは、ヒステリシス以外の点では類似した形の P-V ループとなる。ループの水平面の縮小は比例しているようにみえる。圧規定式換気（赤）によるグラフをみてみると、気道抵抗の変化に対して比例的な変化をしていない。最も気道抵抗が大きい状態（A）では、最大容量時の圧以上の圧を最初の膨らみに認めることができる。A から B へ抵抗が小さくなるにつれて、その膨らみは小さくなる。B から C では、最も主要な変化はループの幅が縮小することである。こうした変化は、F-V ループを吟味すると理解できる。図 2-39 の F-V ループで、圧規定式換気の曲線では、流量が吸気時、特に始まりでより大きかったことを思い出してほしい。気道抵抗とコンプライアンスが正常な場合は、圧規定式換気と量規定式換気の P-V ループはよく似ている。しかし、気道抵抗が高い場合には、圧規定式換気では最初の吸気流量が大きいため、気道抵抗の影響はさらに大きくなり、P-V カーブはすばやく立ち上がることになる。

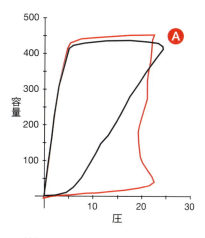

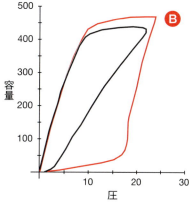

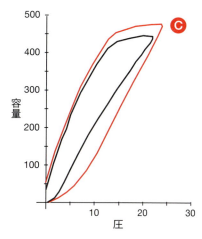

図 2-41　気道抵抗を変化させたときの P-V ループの変位

第 2 章　圧-容量ループ, 流量-容量ループ

圧規定式換気では，設定圧の変化による影響は図 2-42 にみられるようなパターンとなる。圧が大きくなると，容量が増える。圧規定式換気の設定では，一般的な人工呼吸器の場合，最初から多い流量によって気道内圧を設定圧まですみやかに上昇させ，それを設定された吸気時間のあいだ維持する。そのため，最大吸気流量は患者の肺の状態に影響される。また，一度に 1 つの変数しか変更できないため（この例では圧），流量の変化に伴い容量も変化する。

図 2-43 の P-V ループは，気道抵抗とコンプライアンスをまったく一定のまま最大圧を増加させた例である。これらの圧規定式換気の P-V ループは，低い気道抵抗で同じ状況であった場合，量規定式換気のグラフと非常によく似た形をとるだろう。圧規定式換気の P-V ループに特徴的な形というものはなく，患者の肺の状態によるところが大きい。重要なことは，気道抵抗やコンプライアンスの変化や解剖学的な変化，人工呼吸器の変化に伴って曲線の形がどのように変わっていくのかを理解することである。

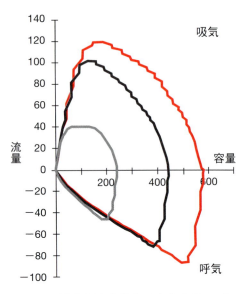

図 2-42 設定圧を変化させたときの，PCV における F-V ループへの影響

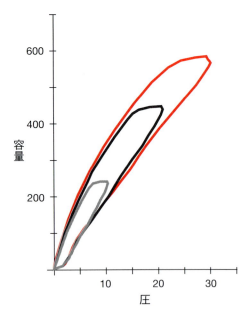

図 2-43 設定圧を変化させたときの，PCV における P-V ループへの影響

最後の例を図 2-44 と図 2-45 に示す。圧規定式換気では，F-V ループと P-V ループが異なる気道抵抗とコンプライアンスの組み合わせを与えられたとき，どのように変化するだろうか。これらの例では，それぞれの換気のコンプライアンスを正常とし，曲線 1 から曲線 3 まで気道抵抗を小さくしている。曲線 1 でエアトラッピングの徴候があることに気づくだろう。F-V ループは，気道抵抗が大きいと，すみやかに設定圧に達するため，長方形に近い形になってしまう。気道抵抗の減少に伴い，曲線は典型的なゆっくりとした漸減波形へと近づいていく。

図 2-45 の P-V ループは図 2-41 と同様のパターンを示しているが，それぞれを重ねて 1 つのグラフに示した。この症例では，気道抵抗が減少すると容量が増加する。曲線 1 か 2 が単独で表示されていた場合，気道抵抗の度合いを正確に判断することは難しいだろう。学習の目標は，異常な形を識別する方法と，2 つ以上の曲線を比較する方法を知ることであり，異常の程度を絶対的に評価することではない。さらにいえば，目標は形を記憶することではなく，それらがどのように形作られるかを理解することである。このことが，臨床の現場で目にする数えきれない異常な形の原因を解釈するうえで最も欠くことのできない点である。

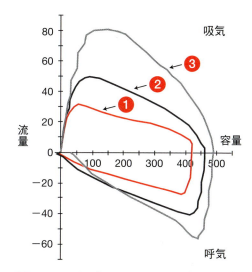

図 2-44　コンプライアンスを正常とし，気道抵抗を変化させたときの，PCV における F-V ループへの影響

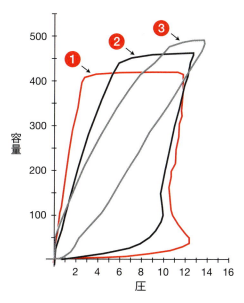

図 2-45　コンプライアンスを正常とし，気道抵抗を変化させたときの，PCV における P-V ループへの影響

第3章
一般的な人工呼吸器モードのためのグラフィック波形

I. 量規定式換気スカラー

■ 量規定式調節換気
時間トリガー，流量リミット，容量サイクル換気である。すべての呼吸は強制換気である。患者トリガー呼吸 (patient-triggered breath) は発生しない。
◆ 波形の特徴 (図 3-1)
流量スカラーは矩形波の流量（定常流）を示す。**圧スカラー**では，各呼吸を固定の時間間隔（人工呼吸器で事前に設定した割合）で供給する時間トリガーが確認できる。**容量スカラー**は容量の供給が直線的に増加していることを示す。人工呼吸は事前に設定した1回換気量の吸気（容量サイクル）で終了する（容量波形が0基線以下になるときは異常なので注意しなければならない。おそらくは，容量の計算に用いられる流量モニターの0較正が必要である）。

■ 量規定式アシストコントロール換気
患者トリガー，流量リミット，容量サイクル換気である。各呼吸は患者によってトリガーされる。無呼吸のときには，事前に調節した換気回数で供給される。
◆ 波形の特徴 (図 3-2)
流量スカラーは調節換気と同じである。**圧スカラー**は機械換気が供給する前の小さな陰性変位によって，補助換気を調節換気から区別できる。補助換気は圧もしくは流量でトリガーされる。**圧スカラーは，患者の（圧）トリガーを確認する唯一のスカラーである**。**容量スカラー**は固定で供給された1回換気量を示す。患者の速い呼級数とは関係なく，供給される1回換気量は一定である。

■ 量規定式同期式間欠的強制換気 synchronized intermittent mandatory ventilation (SIMV)
自発呼吸が機械換気のあいだに挿入される。事前に設定された機械換気（呼吸回数が設定される）が，事前に設定した1回換気量で供給される。患者は機械換気のあいだに自発的に呼吸することができる。
◆ 波形の特徴 (図 3-3)
流量スカラーは，機械換気が定常流で供給されていることを示す。自発呼吸はより低い流量と定常流ではないことで示される。2つの機械換気の合間に2つの自発呼吸が入っていることがわかる。**圧スカラー**は機械換気による2つのより高い圧のあいだに2つの低い圧波形（自発呼吸）を示す。機械換気が供給される前の小さな陰性変位によって，これらの換気が患者に同調し，呼吸が補助されていることに注意してほしい。自発呼吸時の陰圧は吸気を反映し，一方で陽圧は呼気に関連する。**容量スカラー**ではSIMVの機械換気のサイ

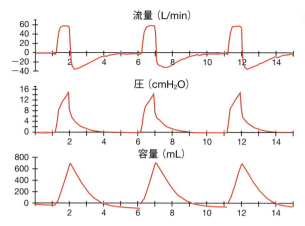

図 3-1 量規定式調節換気スカラー

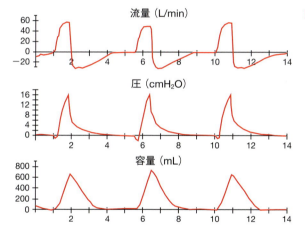

図 3-2 量規定式アシストコントロール換気スカラー

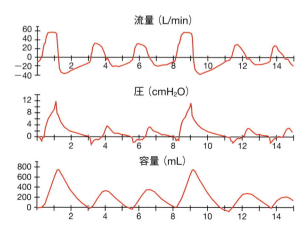

図 3-3 量規定式SIMVスカラー

クルのあいだに，自発呼吸による小さい容量が患者に入っていくことが示されている。

II. 圧規定式換気スカラー

■ 圧規定式調節換気

時間トリガー，圧リミット，時間サイクル換気である（圧サイクルは圧規定式換気の一種だが，使われることはまれなため，本書では取り上げなかった）。各呼吸は調節換気である。このモードは急性呼吸不全の人工呼吸患者において，特に肺コンプライアンスが低下した状況で使用される。

◆ 波形の特徴（図 3-4）

流量スカラーは圧規定式換気を確認する際の助けとなる。各呼吸は固定された時間間隔で供給され，吸気中の流量は漸減する。吸気相は事前に設定された吸気時間が経過した時点で（時間サイクル）終了する。**圧スカラー**は事前に設定されたレベルで維持された圧（プラトー）を示す。流量パターンとの組み合わせで圧規定式換気を確認することができる。**容量スカラー**は容量プラトーが観察される点で圧スカラーに似ている。事前に設定された吸気時間が経過したときに，容量の減少が呼気弁の開放とともに起こる。

■ 圧規定式アシストコントロール換気

患者トリガー，圧リミット，時間サイクル換気である。各呼吸は患者によってトリガー（圧または流量）された人工呼吸である。無呼吸のときには，調節換気が事前に設定されたバックアップレートで供給される。

◆ 波形の特徴（図 3-5）

流量スカラーは圧規定式調節換気の波形と一致する。流量は徐々に吸気時間中に基線まで減る。時折，流量は吸気時間が経過する前に基線に落ちる。しかしそのような場合は，呼気弁は開かずに０流量の状態が観察される。**圧スカラー**は機械換気による供給の前に患者の努力によるトリガーと一致した小さな陰性変位を示す。この例では，すべての呼吸は患者トリガーである。吸気時間が終わるまでに圧はプラトーに達する。**容量スカラー**は圧規定式調節換気と同様である。

■ 圧規定式 SIMV

すべての機械換気は，事前に設定された圧規定式調節（または補助）換気で供給され，あいだに自発呼吸が入る。換気は患者トリガーで，無呼吸の場合には，事前に設定されたバックアップ換気回数で換気が行われる。

◆ 波形の特徴（図 3-6）

流量スカラーは特徴的な漸減波の圧規定式調節（または補助）換気を示す。設定された吸気時間が経過するまで呼気が開始しないことに注意してほしい。**圧スカラー**は機械換気中に圧プラトーを示す。自発呼吸は基線より下の吸気圧と基線より上の呼気圧から確認できる。**容量スカラー**は増加した容量供給，容量プラトー，機械換気中の基線への減少を示す。自発呼吸の容量がより小さいことに注意してほしい。

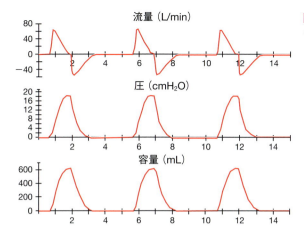

図 3-4 圧規定式調節換気スカラー

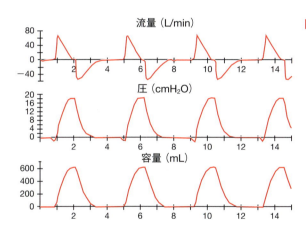

図 3-5 圧規定式アシストコントロール換気スカラー

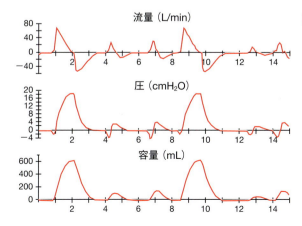

図 3-6 圧規定式 SIMV スカラー

第 3 章 一般的な人工呼吸器モードのためのグラフィック波形

III. 自発呼吸スカラー

■持続気道陽圧 continuous positive airway pressure (CPAP)
一般的には，適切な自発呼吸を維持できるが，難治性の低酸素血症があるような患者で，機能的残気量 functional residual capacity (FRC) を増加するために使用されるモードである．閉塞性睡眠時無呼吸では，CPAP が上気道の開放維持を補助する．

◆波形の特徴（図 3-7）
流量スカラーは単純に自発呼吸の吸気と呼気流量を示す．**圧スカラー**は CPAP の存在を示し，自発呼吸中の波形が陽圧に維持される．**容量スカラー**はさまざまな自発呼吸による換気量を示す．

■プレッシャーサポート換気（PSV）
このモードは事前に設定された圧を適用することによって，より少ない患者努力で自発呼吸をより高い容量にできる．自発呼吸中の人工気道と人工呼吸器の回路に関連した呼吸仕事量に打ち勝つことに最も適している．

◆波形の特徴（図 3-8）
流量スカラーは PSV の確認に使用される．漸減波形は，特徴的な終末の流量（図 3-9 でより明瞭にみられる）で不意に基線に落ちる．**圧スカラー**は患者にトリガーされた換気を示す．圧は事前に設定された水準に上昇し流量サイクルが起こるまでプラトーに保つ．**容量スカラー**は PSV レベルに相当した換気量を供給する．

■PSV＋CPAP
自発呼吸の呼吸仕事量を減らし，酸素化をサポートするために使用されるモードである．このモードは気管チューブの有無にかかわらず使用することもできる．気管チューブ留置なしで使用されたこのモードは非侵襲的陽圧換気 noninvasive positive pressure ventilation (NPPV) とよばれる．一般的には，COPD（慢性閉塞性肺疾患）患者の在宅ケア，CPAP 療法に反応不良な睡眠時無呼吸患者，神経筋疾患患者に対する夜間の呼吸補助，への適用を含む．

◆波形の特徴（図 3-9）
流量スカラーはプレッシャーサポートだけの流量スカラーと同様である．CPAP がかかっていることは，このスカラーではわからない．**圧スカラー**では CPAP レベルに維持された波形と PSV レベルを認める．**容量スカラー**での容量波形はこの例では一定だが，患者努力によって変化しうる．

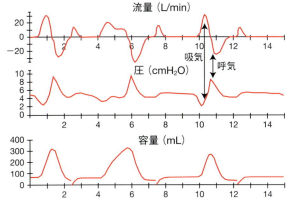

図 3-7　CPAP スカラー

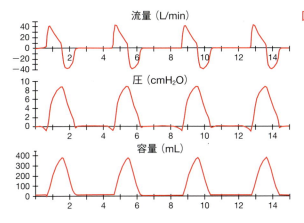

図 3-8　PSV スカラー

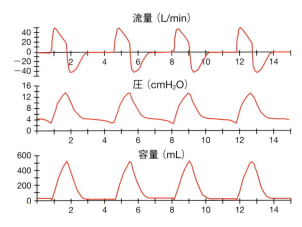

図 3-9　PSV＋CPAP スカラー

第 3 章　一般的な人工呼吸器モードのためのグラフィック波形　　57

■PSVでのライズタイム（立ち上がり時間）の設定と流量サイクル定義の設定

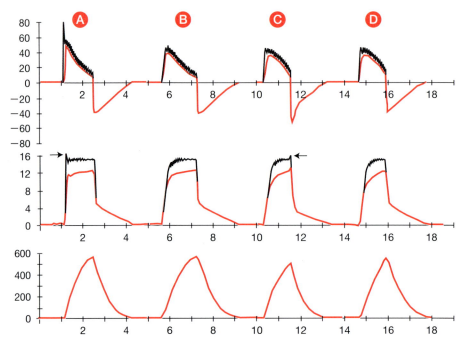

図3-10　PSVでの立ち上がり時間設定の影響

図3-10の呼吸Aは，PSVで換気中に，抵抗（すなわち細い人工気道，部分的な気道閉塞）が増加した影響を示す。赤の波形は気管チューブ先端で測定され，黒の波形は（成人の）人工呼吸器内で測定された。矢印は抵抗が増加したときや，立ち上がり時間の傾斜設定が高すぎるときに起こる圧のスパイクである。同様に流量のスパイクが吸気の初めにみられる。成人ではこれらのアーチファクトはたいてい回路の人工呼吸器側で測定するときだけにみられる。呼吸Bでは立ち上がり時間の傾斜は最初のスパイクを取り除いて減少している。しかしMarcelo Amato (2006)によれば，「この過剰な圧のほとんどは気管チューブを越える摩擦仕事量のような圧の消失を示しており，最大肺胞内圧の上昇を引き起こしておらず，おそらくどんな障害にも関連しない」と説明されている。不十分な立ち上がり時間の傾斜は呼吸仕事量（WOB）の増加と患者との非同調を引き起こしうることに強く関連する。立ち上がり時間の傾斜や設定圧の増加はしばしば呼吸の助けとなる（人工呼吸器の流量能力は，多くの機器の設定圧＜10 cmH$_2$Oでは不十分になりがちである）。呼吸Cは，吸気の終了初期に引き起こされる努力呼気による圧スカラーでの吸気終末のスパイク（矢印）を示す。呼吸Dでみられるように最大吸気流量に対するより高い割合での呼気トリガー設定（流量サイクル閾値の増加）によって，スパイクは消失する。これにより患者と人工呼吸器の同調を改善し吸気筋努力を減少しうるが，1回換気量の減少や血液ガスが悪化することがあるので，患者を注意深く観察しておく必要がある。

■ Bi-Level および airway pressure release ventilation（APRV）

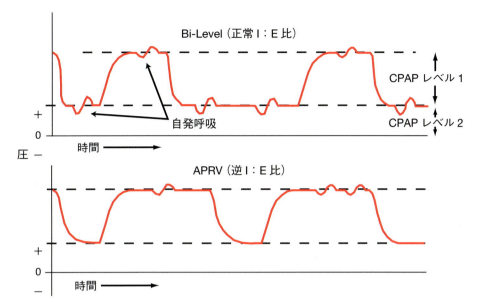

図 3-11　Bi-Level と APRV の比較

Bi-Level と APRV は，ともに CPAP を 2 つのレベルに設定することが可能である（図 3-11）。自発呼吸は両方の圧レベルで起こりうる。患者は高い CPAP から低い CPAP に開放されるときに換気が補助される。Bi-Level 換気は正常または逆 I：E 比（吸気呼気時間）に設定できる。一方で APRV は逆 I：E 比を意味する。Bi-Level 換気では自発呼吸は PSV で補助することも可能である。APRV 設定の注意点は，肺胞虚脱を防ぐために，低い圧レベルの時間（T_{LOW}）を十分短くすることである。具体的には，T_{LOW} は 1 秒以下，またはわずかな auto-PEEP が発生するような設定になる。

IV. 複合モード：量規定式換気スカラー

■ 量規定式 SIMV＋CPAP
より高い基線圧（呼気時の気道内圧）で SIMV 呼吸を供給する。各呼吸は，機械換気であれ自発呼吸であれ，陽圧基線レベルで患者トリガーされる。低酸素性呼吸不全，酸素療法に反応不良の患者では SIMV＋CPAP が有利かもしれない。

◆ **波形の特徴**（図 3-12）
流量スカラーは CPAP なしの SIMV と同じパターンを示す。機械換気や自発呼吸はより高い基線圧を示す。**容量スカラー**は SIMV の容量スカラーと同様である。

■ 量規定式 SIMV＋PSV
自発呼吸は PSV により補助され，換気量は増大する。すべての呼吸は患者トリガーである。

◆ **波形の特徴**（図 3-13）
流量スカラーは機械換気では矩形波の流量パターンを示す。この場合，流量スカラーは PSV を確認する1つの方法となる。PSV は吸気時の設定圧と減少する流量パターンによって示される。自発的にトリガーされた（患者トリガーによる）PSV は流量サイクルで，一方，機械換気は容量サイクルである。**圧スカラー**は SIMV と PSV の2つの異なる圧波形を示す。PSV は，SIMV での吸気相での直線的な圧上昇と比較して，より丸い（立ち上がりがよい人工呼吸器ではむしろ矩形波に近い）圧曲線を示す。流量スカラーは PSV と定常流の機械換気の区別に使用できるが，圧スカラーでは PSV と CPAP の違いがわかる。**容量スカラー**は2つの換気の容量の違いを示す。

■ 量規定式 SIMV＋PSV＋CPAP
このモードはより高い基線圧での SIMV と PSV の供給を可能にする。

◆ **波形の特徴**（図 3-14）
流量スカラーは SIMV＋PSV スカラーと同様である。**圧スカラー**は CPAP の存在を示す。**容量スカラー**は SIMV＋PSV スカラーと同様である。

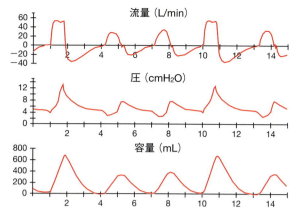

図 3-12　量規定式 SIMV＋CPAP スカラー

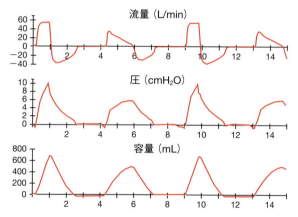

図 3-13　量規定式 SIMV＋PSV スカラー

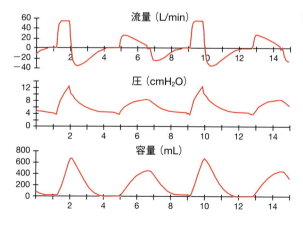

図 3-14　量規定式 SIMV＋PSV ＋CPAP スカラー

第 3 章　一般的な人工呼吸器モードのためのグラフィック波形　　**61**

V. 複合モード：圧規定式換気スカラー

■ 圧規定式 SIMV＋CPAP

0 より高い基線圧での SIMV 呼吸を供給する。各機械換気のあいだに自発呼吸が挿入される圧規定式機械換気（時間サイクル）である。すべての呼吸は患者トリガーである。機械換気は事前に設定された陽圧で供給される。

◆ 波形の特徴（図 3-15）

流量スカラーは圧規定式 SIMV と同じパターンを示す。**圧スカラー**は CPAP の存在を示し，圧波形は 0 に戻らない。機械換気と自発呼吸の基線は 0 より高いレベルである。**容量スカラー**は量規定式 SIMV（＋CPAP）の流量が漸減波であった場合の容量スカラーに似ている。

■ 圧規定式 SIMV＋PSV

自発呼吸は事前に設定された圧で補助される。すべての呼吸は患者トリガーである。

◆ 波形の特徴（図 3-16）

流量スカラーは圧規定式換気と PSV の両方を示す特徴的な漸減波を描く。圧規定式換気で流量が基線に達するまで着実に下がったあと，流量のない状態が少し存在することを観察してほしい。一方で PSV では，流量は吸気が特定の流量まで（流量サイクル）下がり，それから基線に突然落ちる。流量スカラーは，圧スカラーとともに圧規定式換気と PSV を確認する最良の方法である。**圧スカラー**は，圧規定式 SIMV と PSV の 2 つの異なった波形を示す。**容量スカラー**は，単純に 2 つの換気の容量の相違を示している。実際，圧規定式換気の PSV の圧レベルと SIMV の圧レベルが同じに設定されていれば，患者の呼吸努力が安定している場合は，換気量に有意な差はみられないであろう。

■ 圧規定式 SIMV＋PSV＋CPAP

このモードは，0 より高い基線圧と PSV レベルでの SIMV の供給を可能にする。

◆ 波形の特徴（図 3-17）

流量スカラーは完全に（圧規定式）SIMV＋PSV モードのようであり，CPAP の追加があるかはわからない。**圧スカラー**は明瞭に CPAP の存在と CPAP の大きさを示している。PSV の存在は流量スカラーで示される一方で，圧スカラーは PSV と CPAP を示す。**容量スカラー**は圧規定式 SIMV＋PSV スカラーでみられる容量スカラーと同様である。

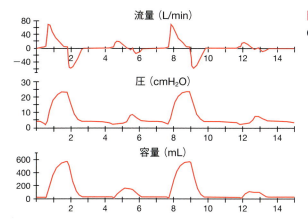

図 3-15　圧規定式 SIMV＋CPAP スカラー

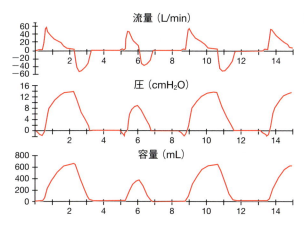

図 3-16　圧規定式 SIMV＋PSV スカラー

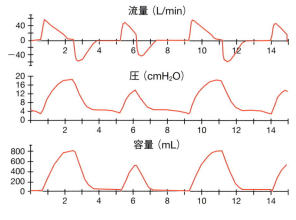

図 3-17　圧規定式 SIMV＋PSV＋CPAP スカラー

第 3 章　一般的な人工呼吸器モードのためのグラフィック波形

VI. 量規定式換気での圧-容量(P-V)ループと流量-容量(F-V)ループ

■ 定常流での量規定式調節換気
F-V ループは吸気のあいだ（容量軸の上部）矩形波の流量パターンを示し，呼気はループの底の部分にみられる（図 3-18）。流量は 0 からすぐにあらかじめ設定された最大流量まで増加し，事前に設定された 1 回換気量が供給され（容量サイクル換気），吸気相が終了するまで不変である。吸気の終了と同時に，流量は基線を越えて呼気最大流量のレベルに到達し，その後はなだらかに基線（0 流量）まで戻って終わる。**P-V ループ**は定常容量での供給を特徴づけるループを示す。ループは 0 点で始まり，同じ 0 点で終わる［訳注：P-V ループでの吸気→呼気への転換点は容量が最大となる点であり，圧が最大になる点ではない］。

■ 定常流での量規定式アシスト換気
F-V ループ（図 3-19）は量規定式調節換気モードのループと同様である。**P-V ループ**は患者トリガーを示す。ループは 0 で始まる。ループが容量軸の左に移動するのは，患者の吸気努力を示す。この努力が人工呼吸器に感知されると，機械換気が供給される。その後ループは容量軸の右に移動し，呼気のあいだに 0 へ戻る。自発吸気努力は時計回りに描かれ，機械換気は反時計回りに描かれる。

■ 量規定式 SIMV
F-V ループは 2 つの換気タイプ（図 3-20）を示す。より小さい，内部のループは小さい容量の自発呼吸を示す。一方で，大きいループは機械換気を示す。**P-V ループ**のグラフは自発呼吸（圧軸の陰圧側にはみだした時計回りのトレース）で認めた小さい P-V ループを含む。大きいループは機械換気を示す。

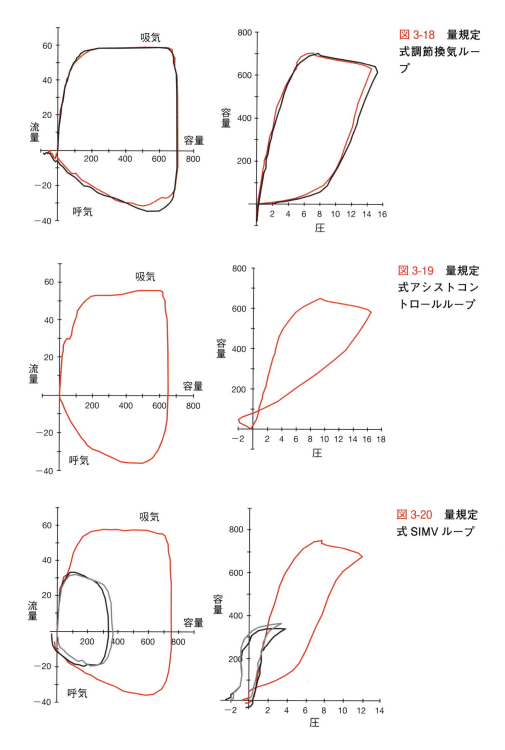

図 3-18 量規定式調節換気ループ

図 3-19 量規定式アシストコントロールループ

図 3-20 量規定式 SIMV ループ

第 3 章　一般的な人工呼吸器モードのためのグラフィック波形

VII. 圧規定式換気での P-V ループと F-V ループ

■ 圧規定式調節換気
圧規定式調節換気モードは時間トリガー，圧リミット，時間サイクル呼吸で供給される（図3-21）。事前に設定された吸気時間のあいだずっと目標圧を一定に維持するために吸気流量は徐々に減少し，呼気流量も漸減する。F-V ループは呼気流量だけでなく吸気流量の漸減もみてとれる。P-V ループは（この症例では）定常流の量規定式換気に比較して小さい（薄い）ヒステリシスを示している。流量の減少は P-V ループのヒステリシスが小さくなる原因である［訳注：この症例では圧規定式によりヒステリシスが小さくなったが，これは図3-18 の量規定式での定常流と比して吸気流量が少なくなったからである。動的 P-V ループにおいてヒステリシスを大きくするのは抵抗成分の増大または流量の増大である］。

■ 圧規定式アシスト換気
圧規定式アシスト換気は患者トリガー，圧リミット，時間サイクル換気で供給される（図3-22）。F-V ループは調節換気に似ており，吸気と呼気の両方で流量が減少するパターンのグラフを示す。P-V ループは患者の吸気努力によるトリガーとして圧軸の陰圧側への変位を示す。

■ 圧規定式 SIMV
F-V ループは 2 つの大きさのループを示す（図 3-23）。小さいループは自発呼吸を示し，大きいループは機械換気を示す。P-V ループも，小さいループは自発呼吸を示し，大きいループは機械換気を示す。赤いループの小さい陰圧側への圧変位は，患者トリガーを示す。この赤いループの小さな圧変位を取り囲むわずかに大きい黒のループは自発呼吸を示す。圧軸の陽圧側への大きいループは機械換気を示す。

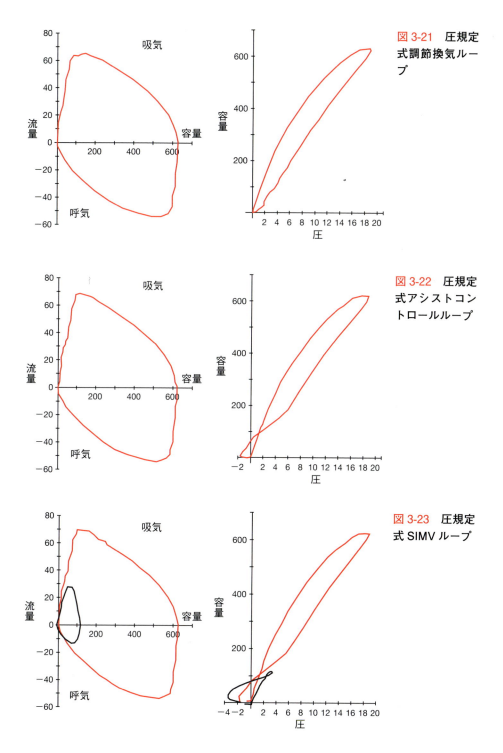

図 3-21 圧規定式調節換気ループ

図 3-22 圧規定式アシストコントロールループ

図 3-23 圧規定式 SIMV ループ

第 3 章 一般的な人工呼吸器モードのためのグラフィック波形

VIII. 自発呼吸での P-V ループと F-V ループ

■ CPAP

F-V ループは回路中にリークがあったため，呼気の終わりは容量の 0 点からずれている（図 3-24）。この症例では，吸気の始まりに，流量は一瞬 0 に戻っている（A の矢印）［訳注：図内 A はこの患者で偶然発生した現象であり，CPAP の場合に必ずしもすべての患者でこのような波形になるわけではないことに注意すべきである］。CPAP は F-V ループ上には反映されない。**P-V ループ**では，明らかにループがより高い圧から始まり呼吸の終わりでほぼ同じ点に戻っている。この圧の起点が 0 でないことが CPAP を示している。P-V ループの矢印 A は F-V ループの矢印 A に一致する。圧の上昇により容量は一時的に増加し，圧は患者の吸気のために減少する。このように吸気が始まるタイプは，流量補正が過剰に反応した可能性が高い。

■ PSV

F-V ループは特徴的な流量（流量サイクル）に達するまでは下降する吸気流量を示し，それから流量率は急速に 0 に減少する（図 3-25）。この患者では丸まったループの呼気部分は肺容量と流量が 0 に戻るまで続く。**P-V ループ**は患者トリガーを示し，PSV は呼気で供給され 0 基線に戻る。ループは PSV の最初の相（患者トリガー）では時計回りで，それから PSV で供給された機械換気中は反時計回りである。

■ PSV＋CPAP

PSV と CPAP でみられる **F-V ループ**（図 3-26）のグラフは，PSV の F-V ループ（図 3-25）と同様である。**P-V ループ**は起点と終点が CPAP を示すより高い圧レベル（矢印の A）のループという以外は，PSV の P-V ループと同様である。

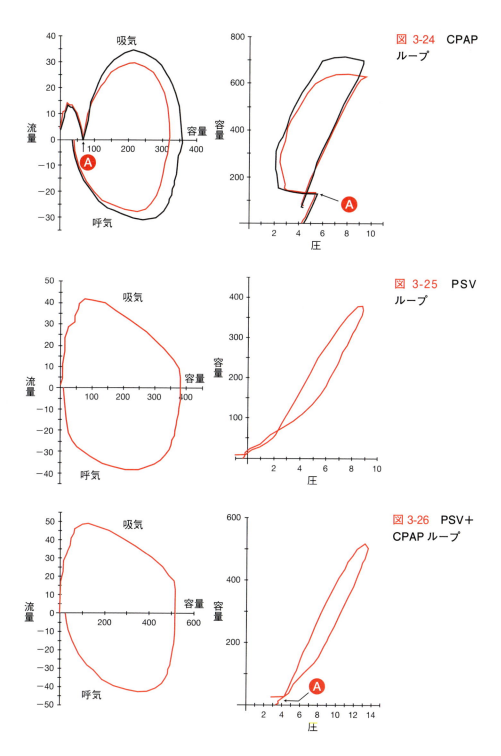

図 3-24 CPAP ループ

図 3-25 PSV ループ

図 3-26 PSV＋CPAP ループ

第3章 一般的な人工呼吸器モードのためのグラフィック波形

IX. 複合モード：量規定式換気での P-V ループと F-V ループ

■ 量規定式 SIMV＋CPAP

F-V ループは 2 つの異なったループ，1 つは機械呼吸，もう一方は自発呼吸を示し，それは図 3-20 と同様である (図 3-27)。**P-V ループ**は，CPAP を示す 0 点の陽圧側への移動以外は，図 3-20 と似ている。

■ 量規定式 SIMV＋PSV

F-V ループは 2 つのグラフ，PSV (小ループ) と機械換気 (大ループ) のタイプを示す (図 3-28)。機械換気は図 3-19 に似た補助換気である。**P-V ループ**はほとんど図 3-25 を図 3-19 に重ね合わせたグラフと似ている。2 つの換気は別々のタイプであるため，図 3-28 でそれらを一緒に見ることは 2 つの換気を区別する練習になる。

■ 量規定式 SIMV＋PSV＋CPAP

F-V ループは CPAP の存在を示さない (図 3-29)。図 3-28 の F-V ループと同じパターンである。**P-V ループ**は CPAP の存在を除いて図 3-28 と同様である。

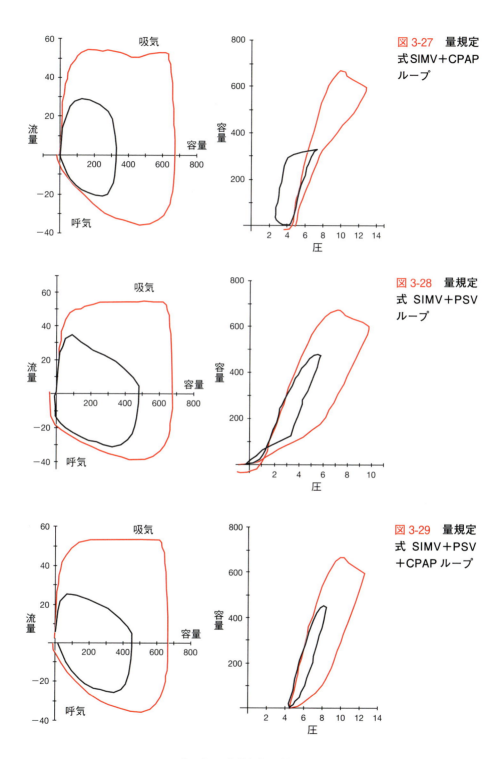

図 3-27 量規定式 SIMV＋CPAP ループ

図 3-28 量規定式 SIMV＋PSV ループ

図 3-29 量規定式 SIMV＋PSV＋CPAP ループ

第3章 一般的な人工呼吸器モードのためのグラフィック波形

X. 複合モード：圧規定式換気での P-V ループと F-V ループ

■ 圧規定式 SIMV＋CPAP
SIMV は，0 より高い基線圧から始まり CPAP の存在を示す（図 3-30）。**F-V ループ**は図 3-22 と同様の圧規定式モードでの SIMV と自発呼吸を示す別々のループからなる。**P-V ループ**は，CPAP を示す高い基線圧を除いて図 3-22 の P-V ループに似ている。

■ 圧規定式 SIMV＋PSV
図 3-31 は 2 つのタイプのグラフ，PSV ループと機械換気ループを示す。機械換気（より高い容量と流量ループ）は図 3-22 と同様の補助換気である。小さいループは図 3-25 と同様の PSV を示す。この場合の **P-V ループ**は図 3-22 の上に図 3-25 を重ねて表示したような P-V ループになる。大きいループは機械換気を示し，小さいループは PSV を示す。

■ 圧規定式 SIMV＋PSV＋CPAP
F-V ループは CPAP の存在を示さない（図 3-32）。図 3-31 の F-V ループと同一のパターンを示す。**P-V ループ**は，0 点が CPAP の存在でより高い位置にあることを除いて図 3-31 と同様である。

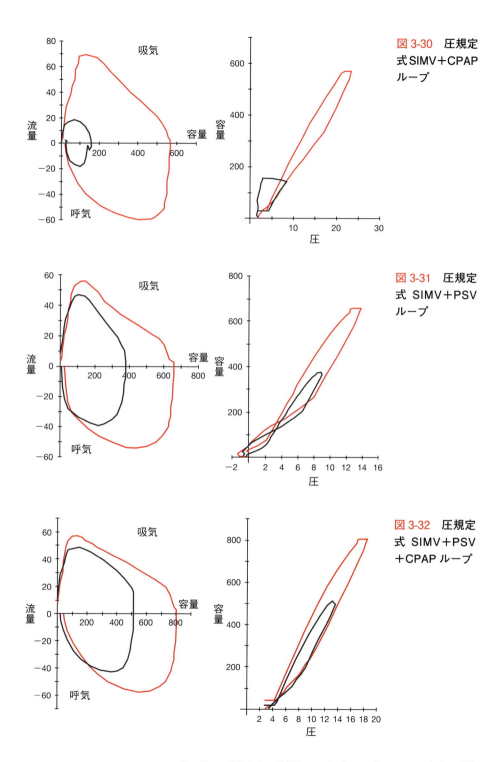

図 3-30 圧規定式 SIMV＋CPAP ループ

図 3-31 圧規定式 SIMV＋PSV ループ

図 3-32 圧規定式 SIMV＋PSV＋CPAP ループ

第 4 章
圧規定式換気と量規定式換気のモニタリング

I. はじめに

人工呼吸器は，初期の Emerson Post-op や Bennett MA-1 のような量規定式換気から，現在では一般的な量規定式と圧規定式を組み合わせた方法に発展してきた。これまでの量規定式換気は急性呼吸促迫症候群 acute respiratory distress syndrome (ARDS) 患者のような肺機能が悪化した患者に対して最も肺保護的なアプローチではないことがわかってきた。現在，可能ならば圧規定式換気で開始することを主張する意見もある (Marini, 2004; Houston, 2000) が，一致している推奨としては少なくとも低い 1 回換気量を使用することである (巻末の参考文献を参照)。

量規定式換気は事前に設定された容量を患者に供給する。この容量の供給で，人工呼吸器は吸気を終了する (容量サイクル)。一方，圧規定式換気は事前に設定された吸気時間で事前に設定された圧を供給する (圧サイクルは圧規定式換気の別のタイプで，めったに用いられない)。吸気は設定吸気時間が経過したときに終了する (時間サイクル)。量規定式換気では，患者の気道抵抗や肺コンプライアンスの変化が起こると，事前に設定された 1 回換気量を供給するために駆動圧が変動することになる。圧規定式換気ではこれらのさまざまな肺の状態が起こっても，事前に設定された駆動圧には影響しないが，換気量が変動する。

量規定式換気と圧規定式換気を臨床に応用するには，これらのモードを理解しておく必要がある。ICU のスタッフにとって，この 2 つの換気モードに精通することが不可欠である。過膨張とずり応力による傷害から肺を保護するために，使用される換気モードに関係なく肺胞内圧 ($P_{PLATEAU}$ で推定) は 30 cmH$_2$O 以下に維持されるべきである (ARDS Network, 2000)。

量規定式換気での圧は，肺の状態と回路の管腔径に従って変化する。一般的には，理想体重に基づいた 1 回換気量を設定している。しかし，最近のデータは正常範囲でさえ，より高い 1 回換気量は肺の過膨張を引き起こし，傷害するかもしれないことを示している。これは特に ARDS のように，設定された 1 回換気量のほとんどが，わずかに残っている肺コンプライアンスが正常な部位に供給されてしまう状態で起こりうる。圧規定式換気は概してこれらの患者に適応される。量規定式換気は低肺コンプライアンスを示さない患者で役割を果たす。肺コンプライアンスや気道抵抗が頻繁に (たとえ少しでも) 変化するとき，量規定式換気は血液ガスの値を安定に保つことが容易である。一般的に，短期間の呼吸管理，術後患者，神経筋疾患患者，薬物中毒患者では量規定式換気のほうが管理しやすい。一方，ARDS のような肺コンプライアンスが低下した患者では，過膨張を避けるため

に圧規定式換気が必要である。

量規定式換気の目標は，Pa_{CO_2}値を正常レベルに調節し，患者にとって最小の呼吸仕事量 work-of-breathing (WOB) で換気をサポートすることである。適切な設定のときには，圧規定式換気は過膨張から肺を保護し，虚脱肺胞を再開放するためのリクルートメント手技を行うことができる。圧規定式換気では，過膨張を起こさずに平均気道内圧を調節できる。臨床家は患者が受けている換気モードや，患者人工呼吸器相互作用に関連したモニタリング画面に習熟しておきたい。本章では，量規定式換気と圧規定式換気による人工呼吸器の波形を比較する。

II. 圧スカラー vs. 容量スカラー

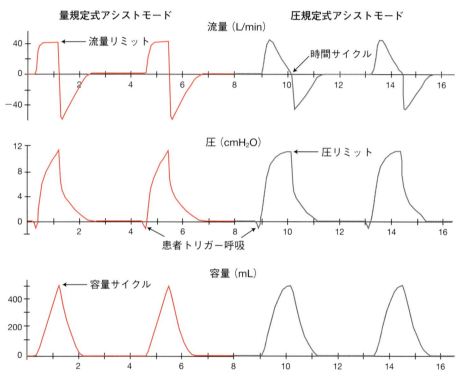

図 4-1 容量スカラー vs. 圧スカラー
気道抵抗とコンプライアンスが類似した患者で，同じ1回換気量を供給するように設定された量規定式換気と圧規定式換気の例。

図 4-1 は，同じ患者における流量，圧，容量スカラーを，最初に量規定式換気モード，続いて圧規定式換気モードでグラフ化したものである。量規定式換気は矩形波でも，漸減波でも，正弦波でも行いうる。流量パターンにかかわらず，吸気は事前に設定した1回換

気量が供給されたときに終了する。グラフィックでも波形は矩形か定常流のパターンを示す。圧規定式換気では，臨床家は吸気圧と吸気時間を設定する。吸気は設定された吸気時間が経過したときに終了する。事前に設定された制限圧と肺胞内圧の圧差は，肺の容量が満たされたときに減少するので，流量は常に最初の最大流量のあとに下降する。

量規定式換気の圧スカラーは，肺の気道抵抗とコンプライアンスの状態に依存した波形を示す。最高気道内圧 peak inspiratory pressure (PIP) は肺の状態の変化に従って変動する。圧規定式モードの PIP は一定であるから，吸気圧スカラーでは（常にではなくても）しばしば矩形波を示し，PIP は肺のメカニクスに依存せず，設定どおりの圧に維持される。

容量スカラーを量規定式換気と圧規定式換気で比較すると，量規定式換気では直線的に上昇する線を描くのに対し（矩形流量パターンのため），圧規定式換気では曲線形を示す。量規定式換気では1回換気量が比較的一定であることに注意してほしい。しかし，圧規定式換気では肺の状態が変化するに応じて変動する。

III. 圧規定式換気と量規定式換気中の吸気ポーズ時間

図 4-2 の量規定式換気による圧スカラーで，吸気ポーズの PIP と $P_{PLATEAU}$ の較差（経気道圧差）を見てほしい。圧規定式換気中，吸気の終了前に吸気流量が基線（0流量）に戻るなら，これは効果的に吸気ポーズ時間が作り出されている。この場合には，肺胞内圧と気道内圧は，経気道圧差のない平衡状態であり，そのためその瞬間には流量に関連した気道抵抗をもたない。この状況での PIP は吸気終末肺胞内圧を示しており，それゆえ呼吸系コンプライアンスに関係する。

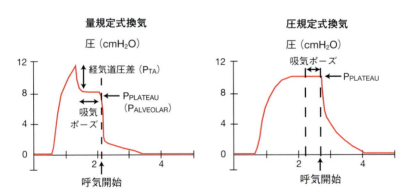

図 4-2 量規定式換気と圧規定式換気で観察された吸気ポーズ（吸気終末のあいだの0流量）

［訳注：通常，吸気ポーズは量規定式換気で設定した1回換気量が供給されたあとの吸気位停止時間を意味するが，本書では圧規定式換気でも吸気流量が終わったあとにさらに吸気時間がある場合を吸気ポーズとよんでいる］

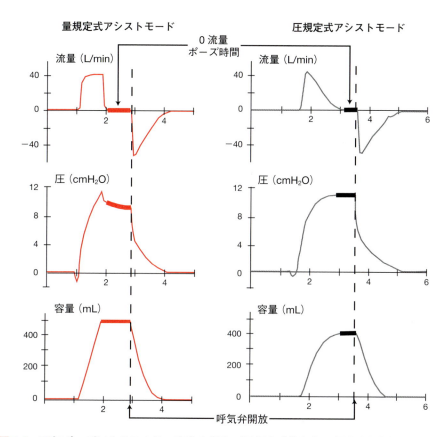

図 4-3 吸気ポーズによるスカラー変化の対比（量規定式換気と圧規定式換気）

量規定式換気中，吸気ポーズは流量の急速な基線への減少を引き起こす。そして呼気弁が開放し呼気が始まるまで，吸気ポーズ時間は流量0の状態を保つ（図 4-3）。圧規定式換気中の吸気終末の0流量状態は，量規定式換気の吸気ポーズに相当する。容量スカラーは，量規定式換気と圧規定式換気ともに，膨張を保つあいだは，肺での容量を維持することを示す。圧規定式換気中の吸気ポーズ，すなわち吸気終末の0流量が起きているかどうかを判断するためには流量スカラーを見ることが重要である。

IV. 量規定式換気と圧規定式換気における気道抵抗増加の影響

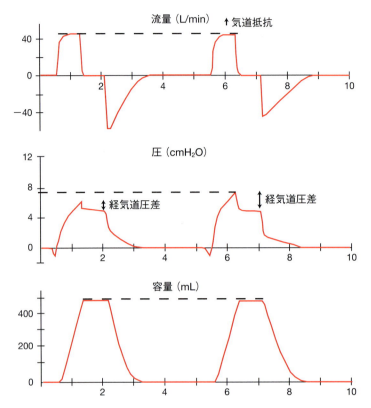

図 4-4 気道抵抗の増加による影響（量規定式換気）

図 4-4 で，2 番目の呼吸は，増加した気道抵抗のために PIP と $P_{PLATEAU}$ のあいだの圧差（経気道圧差）がいかに広がったかを示す．供給された容量と最大流量が一定であることに注意してほしい．量規定式換気中の気道抵抗の増加は，PIP を上昇させるが，$P_{PLATEAU}$ には変化が起こらない（経気道圧差の増加）．

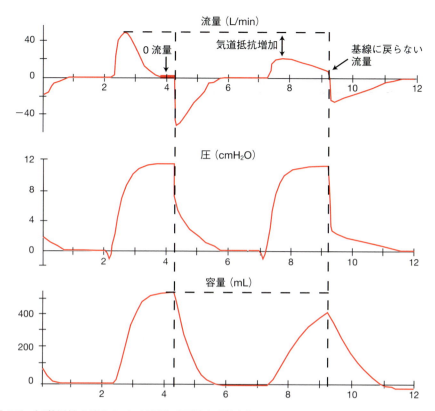

図 4-5　気道抵抗の増加による影響（圧規定式換気）

圧規定式換気中の気道抵抗の増加はいくつかの変化を引き起こす．すなわち，流量の減速率低下と気道抵抗による最大流量の減少や，1 回換気量の低下が起こる．図 4-5 の 2 番目の呼吸に注目してほしい．流量は流量スカラーで基線に戻らず，容量スカラーは減少した 1 回換気量を示す．低い気道抵抗（最初の呼吸）では容量プラトーに達するが，2 番目の呼吸（高い気道抵抗）では吸気を通して増加し続け，プラトーは認められない．

圧規定式換気では，圧は常に設定された圧に制限され，気道抵抗の上昇にかかわらず設定した圧を超えない．2 つの抵抗の状態で，流量と容量の波形は変化するが，吸気の圧スカラーは似ていることに注意してほしい．圧規定式換気中に増加した気道抵抗による主な影響は，供給された 1 回換気量の減少である．

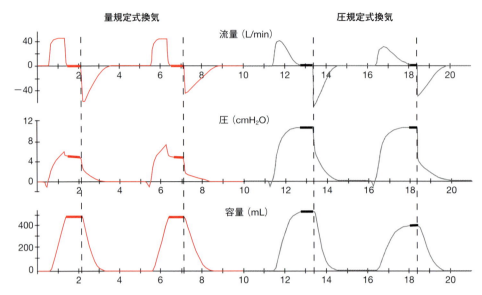

図 4-6　気道抵抗増加による量規定式換気と圧規定式換気の変化

図 4-6 の吸気流量波形は，圧規定式では変化するが量規定式では変化しない。経気道圧差は量規定式呼吸で増加するが，プラトー圧は不変のままである。一方，圧規定式換気では吸気時間内に吸気流量が 0 に達して吸気終末に経気道圧差が 0 になるとは限らない。量規定式換気は一定の容量を保ち，圧規定式呼吸は容量が少なくなる。

V. 低下したコンプライアンスの影響

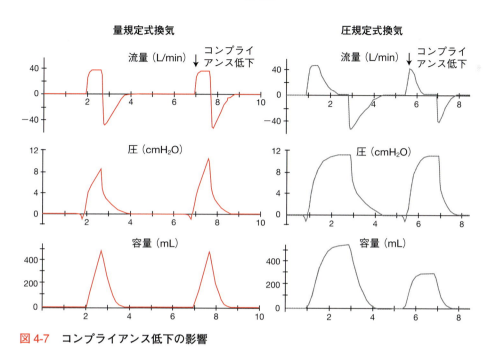

図 4-7 コンプライアンス低下の影響

図 4-7 では，PIP が量規定式換気で増加したことに注意してほしい。最大呼気流量はわずかに増え，増加した肺の反跳力によってより素早く基線に戻る。しかし，供給された1回換気量は不変である。吸気ポーズを使用している場合には，増加したプラトー圧がみられるであろう。圧規定式換気では，コンプライアンスが低下すると，吸気流量曲線の基線への下降が早まり，設定された吸気時間が経過する前に流量のない期間が生まれる。これは前述した吸気ポーズ効果（図 4-3）を生む。量規定式換気とは対照的に，圧規定式換気では増加した最大呼気流量を示さない。さらに，低下したコンプライアンスの結果として1回換気量は少なくなる。

VI. 圧規定式換気の3つの状態

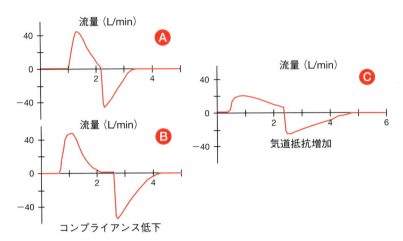

図4-8　圧規定式換気における3つの状態（A：最適換気，B：コンプライアンス低下，C：気道抵抗増加）のグラフィック

図4-8では，圧規定式換気の3つの状態に注目してほしい。Aは患者の状態にとって最適な吸気時間での流量スカラーを示す。Bは吸気時間が経過する前に吸気流量が基線へ戻ることから示唆されるがコンプライアンスが低下した影響を示す。Cは増加した気道抵抗のため，設定した吸気時間に達しても吸気流量が残存している。

VII. プレッシャーコントロール換気（PCV），プレッシャーサポート換気（PSV），量規定式換気での漸減流量

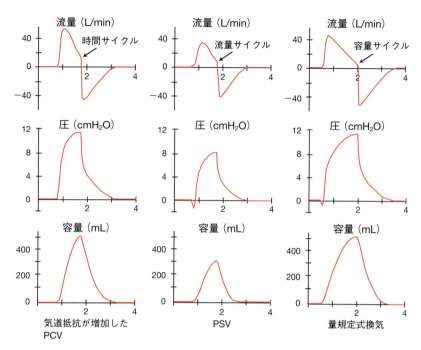

図 4-9　漸減流量

2つの異なる換気タイプ（図 4-9 における PSV と漸減流量波形の量規定式換気）の流量スカラーが図 4-8 の C のように PCV で吸気の終わりに流量が若干残存しているパターンと同様にみえることは興味深い。

図 4-9 の 3 つの異なったサイクルをもつ換気タイプは，患者の状態と設定次第で，類似した流量曲線を示しうる。

圧規定式換気中の低容量アラームは，気道抵抗の増加やコンプライアンスの低下によって 1 回換気量が減少したことを警告してくれるため，適切に設定することが重要である（量規定式換気での高圧アラームも同様）。

第5章 よく見られる臨床所見

人工呼吸器ではさまざまな異常波形を観察することになるが，頻度が高いものは比較的種類が少ない．以下，具体例を一般的なカテゴリーに分けて解説する．

I. 呼吸器系コンプライアンスの変化
■コンプライアンスの低下と変曲点

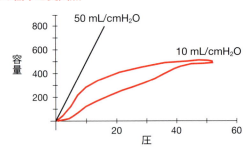

図 5-1　呼吸コンプライアンスが著しく低下した患者の P-V ループ

呼吸コンプライアンスの低下を評価するには圧-容量 (P-V) ループが最も適している（図5-1）．図の黒線はコンプライアンスが正常下限である場合の傾きを示す．赤いループは動的コンプライアンスが 10 mL/cmH$_2$O の曲線であり，正常コンプライアンスの直線より右下に移動している．同じ症例の流量-容量 (F-V) ループ（図5-2）は，1回換気量が 500 mL にしては呼気流量が比較的高いことを除けば，基本的に正常である．F-V ループは，この特殊な患者の状態に関して多くの情報を含んではいないが，参考までに提示した．

人工呼吸患者にとって最適または適切な呼気終末陽圧 positive end expiratory pressure (PEEP) を決定するという目標のため，これまで多くの試みがなされてきた．酸素化，心機能，呼吸メカニクスについての指標が，最適になるよう求めることが従来の方法であった．肺を保護するための PEEP の設定とは，肺胞を最大限に膨らませて機能的残気量 functional residual capacity (FRC) を回復させ，過膨張を避けながら周期的な再虚脱による肺傷害を防ぐことである．PEEP は肺の開放（膨張）を維持するために用いられる．PEEP を高くするほど，過剰な肺胞内圧を避けるために1回換気量を下げなければならない．巻末で紹介した参照文献の多くに，適切な PEEP を選ぶための理論が述べられている．本書の目的は波形を使いこなすテクニックや，波形を解釈する方法を説明することであり，その有用性を議論することではない．

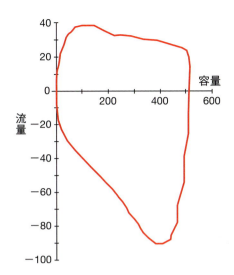

図 5-2　呼吸コンプライアンスが著しく低下した患者の F-V ループ

第 2 章で論じた P-V ループは，動的な波形である．つまりガスの流れがある呼吸をプロットしたものである．静的条件での P-V のプロットは，静止状態の圧に達するまで，十分なポーズをもうけながら肺を徐々に膨らませたり縮ませることによって得ることができる．これには時間を要するうえに，通常，何らかの一時的な筋弛緩が必要となるため，多くの場合，臨床で行うことは現実的でない．さらに，（30 sec 以上持続する）緩徐な加圧中の酸素消費は大きな測定誤差につながる．より臨床で行いやすい方法として，持続的に非常に少ない流量（10 L/min 以下）で肺を膨らませ，既知の気道抵抗で補正することにより静的条件に近いプロットを得る方法がある（ただし，この方法もある程度の鎮静は必要となる）．この**準静的**曲線によって，PEEP の設定の指針となる変曲点が明らかになる（ときにコンピュータの補助がないと変曲点の同定が難しいことがある）ことが多い（常にではないが）．PEEP を設定する 1 つの方法として，吸気時の下変曲点 lower inflection point (LIP) よりやや高い値にするという意見がある．また，呼気時の変曲点に PEEP を設定すべきという主張もある．一方，変曲点は用いるべきでなく，吸気時の動的コンプライアンスを用いる方法，直線あるいは**最大の**コンプライアンス（吸気曲線の中央部分）に基づく方法，PEEP 漸減法といった他の指標を奨励する意見もある．しかし，このような議論は本書の目的ではなく，また現時点では一致した見解もない．

図 5-3 のプロットは同一患者から得られた動的，静的，そして準静的な P-V ループの例である。前述したように，この方法で PEEP を設定するなら静的コンプライアンス曲線を用いるのが最も好ましいが，しばしば実行しにくい。準静的な P-V ループは代替方法としての可能性は十分あり，また図に示すようにコンプライアンスの変化だけでLIP を推定することができる。動的曲線は，LIP を決定するには不適切であることを示すため，比較としてここに提示した。

図 5-4 は吸気時の曲線における直線コンプライアンスを決めるための P-V ループである。吸気時の P-V ループの直線部分から測定されたコンプライアンスが最も高くなるように PEEP を設定するこの方法もまた，適切な PEEP を設定するアプローチの 1 つである。P-V ループは圧を持続的に増加（3 cmH$_2$O/sec）させるか，低定常流を与えることによって得られる。いずれの方法で適切な PEEP を設定するとしても，PEEP 試行前後で肺のリクルートメント手技を行うべきである（いったん肺が開くと必要な PEEP は低くなる）。現在，最もよく用いられるリクルートメント手技は，35〜50 cmH$_2$O の圧で約 30〜40 秒の持続気道陽圧 continuous positive airway pressure（CPAP）をかけるという方法である。コンプライアンスを利用して人工呼吸器のパラメータを設定するアプローチはもう 1 つあり，プレッシャーコントロール換気（PCV）モードで吸気終末圧（吸気ポーズのプラトー圧に近い）に基づいたコンプライアンスを用い，最適な最高気道内圧 peak inspiratory pressure（PIP）とPEEP を決めるという方法である。まず最初に高 PEEP（15〜20 cmH$_2$O）をかけてから，数回の呼吸を挟みなが

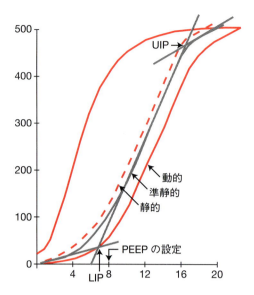

図 5-3　P-V ループの変曲点
LIP：下変曲点，UIP：上変曲点。

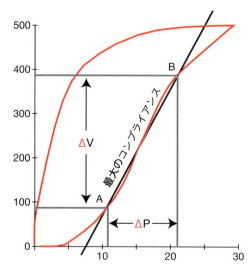

図 5-4　P-V ループにおける直線コンプライアンスを得る圧の決定
ΔV：圧差，ΔP：容量差。

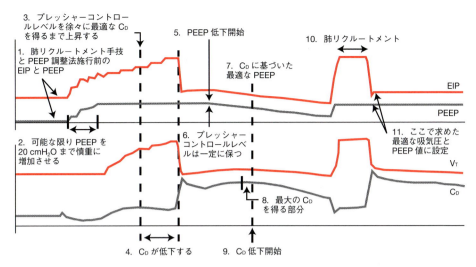

図 5-5　コンプライアンスに基づく適切な PEEP と EIP の設定
C_D：動的呼吸器系コンプライアンス，EIP：吸気終末気道内圧，V_T：1 回換気量．

ら PIP（PCV モードで）を 50 cmH₂O となるまで徐々に上げ，できる限り肺容量を広げるよう試みる．いったん肺が膨らんだら V_T（1 回換気量）が理想体重 ideal body weight（IBW）の 5〜7 mL/kg となるよう PIP を設定し，PEEP を少しずつ下げていく．PEEP が下がると，一部の過膨張であった肺胞が開放されることにより，コンプライアンスは上昇する．やがてコンプライアンスはプラトーとなり，その後，肺胞が虚脱し始めることによりコンプライアンスは下がる．コンプライアンスが下がり始めるより少し高いところに PEEP を設定する．この一連の作業に 10〜12 分かかる．徐々に PIP を上げ PEEP を下げる方法で測定した最良の吸気時コンプライアンスおよび関連圧を，簡潔な肺リクルートメント手技（1〜2 分）を行ったのちに，新たに呼吸器設定として使用する．このアプローチによる PIP と PEEP の設定はマニュアル化して行うことができるが，人工呼吸器のなかには（図 5-5 でみられるように），作業を単純化するため，特別なモニタリングモードをもつ機種がある．これまで肺リクルートメント手技の臨床的な評価はさまざまであったが，早期の急性呼吸促迫症候群 acute respiratory distress syndrome（ARDS）患者に最もよい方法であるかもしれない．

■ 過膨張

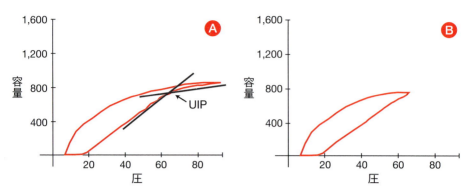

図 5-6　P-V ループで確認できる過膨張（A）と修正後（B）
UIP：上変曲点。

　過膨張は肺の容量を超えた換気によって生じ，圧を加えてもほとんど容量は増加しなくなる（図 5-6 のループ A）。肺の容量の限界は，P-V ループの吸気終末部分で急激にコンプライアンスが変化する 2 番目の変曲点〔上変曲点 upper inflection point（UIP）〕として同定できる。この異常波形はよく**くちばし状**とよばれ，動的コンプライアンスが下がるため傾斜が低くなる。過膨張は，特に肺の正常部位において（無気肺でないという意味である）volutrauma と biotrauma（炎症メディエータの放出）の原因になる。過膨張を是正するには圧規定式換気では圧設定を下げ，量規定式換気では換気量を減らす。図 5-6 のループ B では，換気量を少し下げたことで PIP が大きく低下したことがわかる。

■ 努力呼気

患者が吸気量を上回る呼出を行ったとき，努力呼気が起こったことになる．図 5-7，図 5-8，図 5-9 の波形は，約 200 mL を余分に自発的に呼出していることを示す．呼気量が吸気量を上回るには，患者は FRC を下回るまで呼出しなければならない．このようなことは体位変換時，疼痛時，咳嗽時など，正常でもときに臨床上起こることがある．しかし規則的に生じる場合は異常である．しばしばエアトラッピングのある患者ではトラップされた容量を吐き出そうと，数呼吸ごとに努力呼気を行う．すべての呼吸で吸気量より呼気量が多い場合は，呼気流量トランスデューサの較正が正しくないか，他の機器エラーの存在を示唆する．

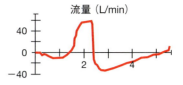
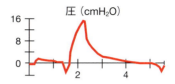
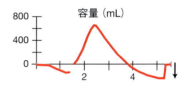

図 5-7 努力呼気時の各スカラー

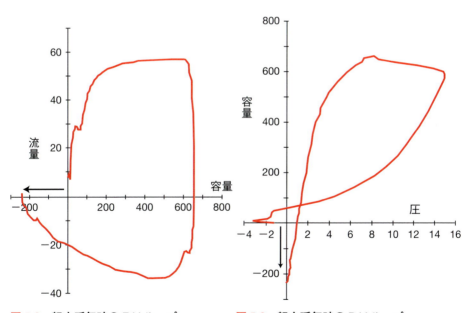

図 5-8 努力呼気時の F-V ループ　　図 5-9 努力呼気時の P-V ループ

第 5 章　よく見られる臨床所見　　89

II. 気道閉塞

■ 気管支痙攣：気管支拡張薬の効果に関する評価

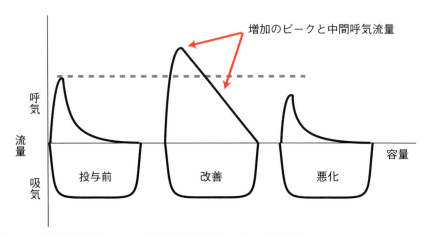

図 5-10　気管支拡張薬によって気道が改善したことを示唆する F-V ループ

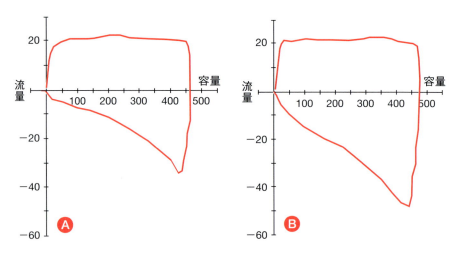

図 5-11　気管支拡張薬投与前（A）と投与後（B）における量規定式換気の F-V ループ

気管支拡張薬の効果を評価するには F-V ループが最も適している（図 5-10）。改善を表す 2 つの主要な変化は，呼気最大流量 peak expiratory flow rate (PEFR) の増加と中間呼気流量の増加である。中間呼気流量が低下すると，呼気の右下がりの部分が凹んだ形になる（図 5-10 の投与前と悪化のループ）。気管支拡張薬による改善では，圧規定式換気では換気量が増加し，量規定式換気でも増加することがある。図 5-11 に，気管支拡張薬に反応した例を示す。ループ B では，治療前のループ A と比べて最大および中間呼気流量が上がっている。

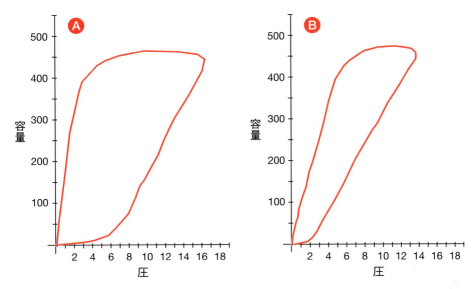

図 5-12　気管支拡張薬投与前（A）と投与後（B）における量規定式換気の P-V ループ

気管支拡張薬への反応は P-V ループにもみられる。図 5-12 のループ B では，ループ A よりヒステリシスが下がっている。この量規定式換気だと最大換気量はほとんど増えていない。肺の状態が同じなら，圧規定式換気の P-V ループでも，気管支拡張薬の投与前後は同じように，しばしば顕著な変化を示す傾向がある。比較のため，気管支拡張薬投与前後の F-V ループをコンピュータに記録したり印刷することは非常に有用である。投与前後のループを個人の記憶によって比較することは信頼性に欠ける。比較を容易にするには，可能であれば，いずれも同じスケールを用いて計測することが望ましい。

気管支拡張薬に反応しない場合は，気道抵抗上昇の原因が気管支痙攣でないと考えられ，気道狭窄の原因として，β_2 刺激薬や副交感神経遮断薬の無効な，分泌物や炎症反応による粘膜浮腫である可能性がある。ステロイド投与前後のループは，治療方針の決定に役立つ。また投与前後のループは，その患者に適した気管支拡張薬の選択，また薬物の併用効果を評価するうえでも有用である。投与後にループが悪化を示した場合，その薬物が原因で悪化している可能性がある。

■ 動的過膨張によるエアトラッピング

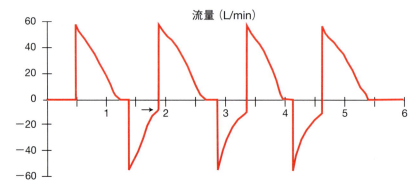

図 5-13　動的過膨張によるエアトラッピング時の流量スカラー

エアトラッピングとそれに伴う auto-PEEP は，通常，2 つの機序で起こる。動的過膨張と，不安定な気道の呼気時の早期虚脱である。動的過膨張は，呼吸回数が多く次の吸気までに呼出を完了する十分な時間がないときに発生する。図 5-13 は，このような状況によって早期に呼気が終了していることを矢印で示している。同様に早期に呼気が終了した例の F-V ループを図 5-14 に示す。患者の過剰な呼吸回数がトリガーとなって動的過膨張を引き起こしているのなら，同期式間欠的強制換気 synchronized intermittent mandatory ventilation (SIMV) モードに切り替えるか，必要なら患者を鎮静するのが有効かもしれない。高い呼吸回数が必要で，かつ動的過膨張が起こっている場合，特に気管支痙攣も併存する場合は，吸気流量を上げることで呼気時間が増え，改善を示す可能性がある。

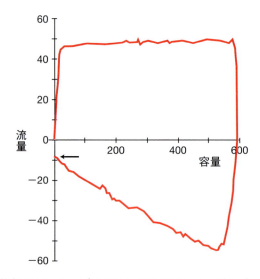

図 5-14　量規定式換気の F-V ループで認められるエアトラッピング

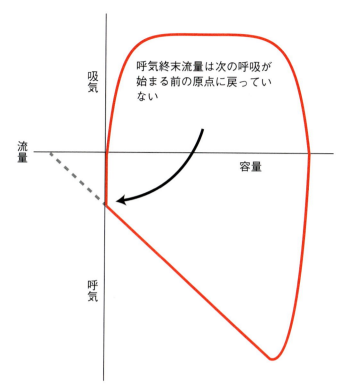

図 5-15　エアトラッピングによる F-V ループの変化を説明するための概念図

呼気終末に F-V ループが変形する理由を，よりよく理解するために作成された概念図が図 5-15 である。仮に呼気時間が延長したとすると，ループはグラフのグレーの点線で示すように続く。しかし実際は，ループは突然原点に向かい，次の呼吸の開始点に戻る。この例では内部に存在する過剰な容量が強調され，エアトラッピングの概念が明確になっている。ただしこれらの例はエアトラッピングの存在を推測するだけであり，その圧が定量的に何 cmH_2O であるかを示すものではない点に注意することが重要である。

■ 早期末梢気道虚脱によるエアトラッピング

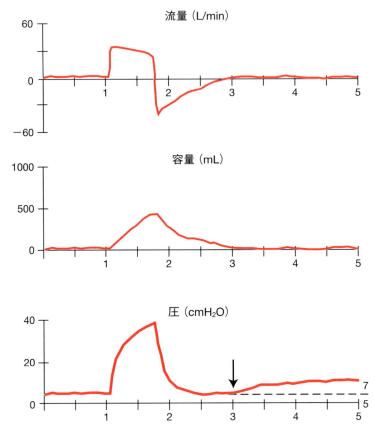

図 5-16　呼気時の早期気道虚脱を伴う患者における auto-PEEP の測定
設定 PEEP：5 cmH$_2$O，auto-PEEP：7 cmH$_2$O，計 12 cmH$_2$O。

エアトラッピングのもう 1 つの機序は，呼気時の早期に末梢気道が虚脱することと関連している。正常の気道の構造が破壊されるような肺疾患では，組織がより虚脱しやすい瘢痕組織に置換されている。その結果，呼気時の早期に気道が閉鎖する。エアトラッピングによる auto-PEEP は臨床的に 2 つのうちいずれかの方法で評価できる。動的な方法は，食道内圧の同時測定を必要とするが，ここでは触れない。もう 1 つは，呼気終末に近い時点で人工呼吸器回路の呼気側を塞ぎ，気道内圧を測定する方法である（図 5-16）。この呼気終末閉塞法で auto-PEEP を評価するには，閉塞圧がプラトーに達するまで十分に呼気時間をとらないと，正確な値にならない。また，呼気閉塞時に患者が呼吸努力を行うことも正確な評価の妨げとなる。呼気終末閉塞法を図 5-16 に示す。図の矢印は呼気時間終了後の呼気回路閉塞を示す。気道内圧曲線は上昇し，その結果 12 cmH$_2$O でプラトーとなる。これは 5 cmH$_2$O の PEEP と 7 cmH$_2$O の auto-PEEP を意味する。

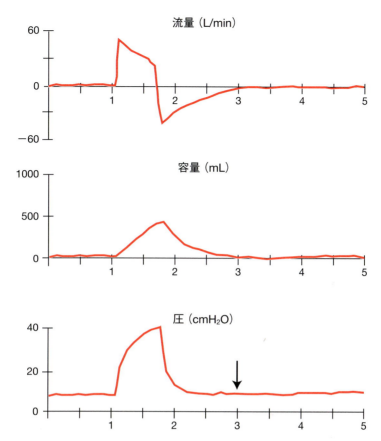

図 5-17　呼気時の早期気道虚脱による auto-PEEP を補正するために適用された PEEP

図 5-17 では auto-PEEP の補正が試みられている。この患者は（気腫のため）既知の早期末梢気道閉塞があるため，PEEP が 8 cmH$_2$O まで上がっていた。ここでは呼気終末閉塞による測定法によって，2 cmH$_2$O の auto-PEEP（計 10 cmH$_2$O）が存在することがわかったが，それは許容できるレベルである。他の原因によるエアトラッピングに対しては，吸気流量を上げる，呼吸回数あるいは V$_T$（1 回換気量），または両者を減らし，分時換気量を減少させる，気管支拡張薬を使うなど，他の方法で対処する。

第 5 章　よく見られる臨床所見

■ 気管チューブの屈曲

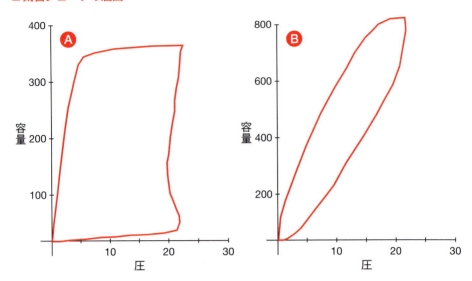

図 5-18　気管チューブの屈曲が圧規定式換気の P-V ループに及ぼす影響

気管チューブ endotracheal tube（ETT）の屈曲は，突然あるいは徐々に起こりうる。チューブ内に吸引カテーテルを通すのが難しいときは，部分的なチューブ閉塞を考えるべきである。この状況では図 5-18 の A に示されるように，上気道閉塞のパターンを示す。ヒステリシスが著明となり，PIP 22 cmH$_2$O に対して換気量が低いことに注目してほしい。気管チューブや患者の頭部を再ポジショニングして閉塞を解除しようと試みたが，チューブに折れ癖が付いてしまっていたため閉塞は解除されなかった。B は，気管チューブを入れ替えることにより閉塞が解除されたことを示している。チューブの部分閉塞は，乾燥した分泌物や血液がルーメン内部や先端に存在することによっても起こりうる。

III. 患者-人工呼吸器の非同調性

■ 不適切な吸気流量

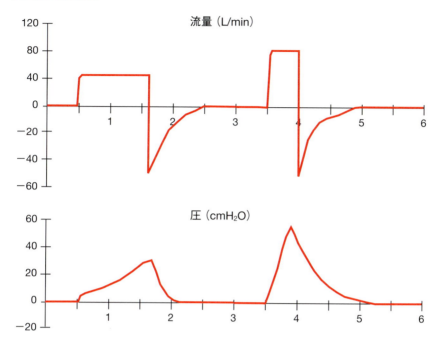

図 5-19　流量不足による非同調

量規定式換気では，吸気流量を適切に設定することがしばしば見落とされる。この単純な調節により，一般的に患者の快適性，特に人工呼吸器の離脱中に自発呼吸時間を増やしている患者の快適性が向上する。図 5-19 の圧スカラーでは，最初の呼吸は流量の不足または不適切な流量を表し，吸気時に凹んだ，あるいは下に向かって掘られたような圧波形となっている。2 回目の呼吸では最大流量が上がり，より患者の吸気時の需要に合っている。この例では最大流量を増やすことが有効であったが，高すぎる流量は乱流を生み，圧リミットにひっかかってしまう可能性がある。

■ 不適切なトリガー感度

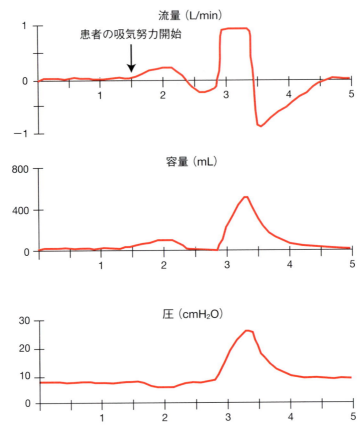

図 5-20　患者の吸気努力が認められるものの，不適切な人工呼吸器の感度設定に起因するトリガーの失敗

図 5-20 に示す 3 つのスカラーは，いずれも，時間軸 2 sec の周辺で患者の吸気努力のサインが認められるが，人工呼吸はトリガーされていない。患者の吸気努力による圧の低下は大きくないものの 1 sec 近く続いている。患者の横隔膜の強さは十分でないと考えられる。無効な吸気努力を続けることは，患者の横隔膜をさらに悪化させることが懸念される。

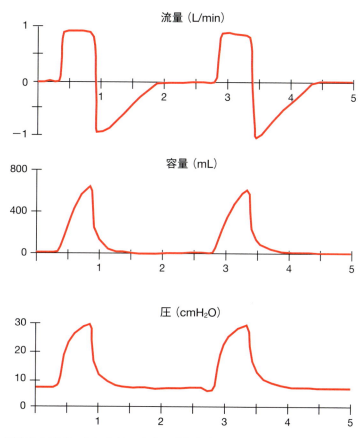

図 5-21　感度を上げることにより，患者の吸気努力に反応した人工呼吸器

図 5-21 の最初の呼吸は，人工呼吸直前に圧や流量の変化が認められないことから，トリガーされていない呼吸であった．2番目の呼吸は，人工呼吸の前にわずかな圧の低下を認めることから，補助換気であることがわかる．感度を上げることにより，図 5-20 にみられたような大きな自発呼吸努力を起こす前に人工呼吸がトリガーされるようになった．

■ 患者-人工呼吸器の呼吸回数の非同調

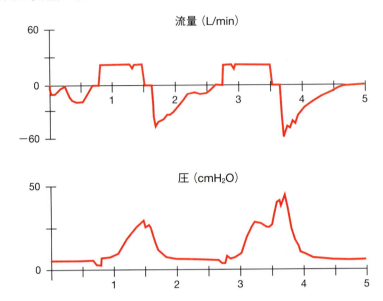

図 5-22　患者-人工呼吸器の呼吸回数の非同調

患者と人工呼吸器の換気回数が同調しない原因はいくつか考えられる。呼吸困難や神経損傷により自発呼吸の呼吸回数が非常に高くなっているかもしれない。酸塩基の問題や，高い呼吸回数で補助した際に生じるエアトラッピングの問題を除けば，コンプライアンスや気道抵抗が正常であれば人工呼吸器はある点までは同調する。そこを超えると，患者と人工呼吸器は同調しなくなる。神経損傷のある患者では正常な自発呼吸回数であっても人工呼吸器パターンとまったく異なるパターンになることがある。

臨床家は，呼吸回数の非同調を流量不足とよく混同する（図 5-19）。図 5-22 のスカラーは，流量不足とは異なり，吸気だけでなく呼気も異常波形となっている。また，流量不足の場合は呼吸ごとに似た波形となるのに対し，異常波形の場合は呼吸ごとに異なっている。

立ち上がりの吸気流量の大きい PCV＋PSV（プレッシャーコントロール換気＋プレッシャーサポート換気）のような呼吸モードを選ぶと，このような非同調は最小限にできることが多い。このような患者に対しては，人工呼吸器を適切に微調節することにより，患者に必要な鎮静薬の投与量も減量できると考えられる。人工呼吸器による完全なサポートを必要とする患者には，PCV でさえ同調が難しい場合があり，PSV でしかよくならないことがある。適切なガス交換に必要な範囲内で，患者の呼吸パターンに最も合うように圧レベルを調節する。ただし，それを試みる前に無呼吸時のバックアップ換気設定を適切にしておかなければならない。

IV. リーク

容量のリークは，容量スカラー，F-Vループ，P-Vループから容易に知ることができる。図 5-23 の容量スカラーで表示されている呼吸では，呼気時に容量が基線に戻っていない。容量が失われることによって容量が 0 の基線より高いところにプラトーができている（矢印）。容量の喪失は，F-Vループ（図 5-24）と P-Vループ（図 5-25）によって，ループが閉じないことで確認できる。吸気量と呼気量は等しいはずであるが，肺の状態やカフの密閉度などが一時的に変化することで，正常でもごくわずかに異なる。持続する容量喪失に対しては系統的に調べ，修正すべきである。時に同定が困難なリーク源として，経鼻胃管の気管への迷入がある。特にチューブを交換したことに気づいていない場合に多い。このような呼気時の容量喪失によって，患者は人工呼吸器をトリガーするために，より大きな呼吸努力をさせられている。

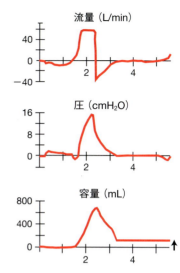

図 5-23 容量スカラーに示される容量喪失

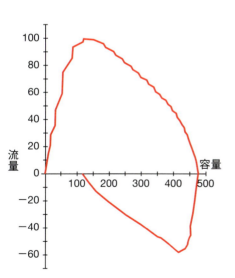

図 5-24 F-Vループに示される容量喪失

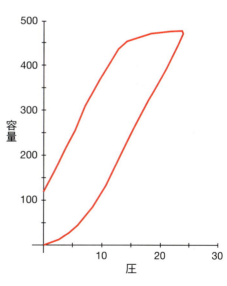

図 5-25 P-Vループに示される容量喪失

第6章
新生児・乳幼児での使用

I. はじめに

新生児や小さな乳幼児に対する人工呼吸器は，一般的に時間トリガー，圧リミット，時間サイクルが用いられる。これらの人工呼吸器には，特定の F_{IO_2} を供給する定常流が流れている。自発呼吸のあいだは，この定常流によって患者に新鮮ガスが供給される。同期式間欠的強制換気 synchronized intermittent mandatory ventilation (SIMV) やアシストコントロール換気では吸気時間（時間サイクル）や回数（時間トリガー）の設定が基本となる。人工呼吸器が時間トリガーによって呼吸を開始しようとしたときに，呼気弁を閉じろという信号が送られる。流量（漸減波）は，設定した吸気時間のあいだ患者側回路の吸気側を通して肺に入る。圧が設定したリミットに到達したら，それ以上の圧がかからないように圧リミット装置によって調整される。その後，人工呼吸器の呼気弁が開いて，患者呼気と定常流が出ていく。人工呼吸器によってもたらされる1回換気量は，圧リミットや吸気時間，流量に依存する。肺に入る換気量は，肺と胸壁のコンプライアンス，気管チューブや気道抵抗に依存する。

ここ数年間，新生児に対する人工呼吸器はより洗練されてきた。最初の発展は，呼吸メカニクスのモニターをベッドサイドで可能にしたのはもちろん，SIMV やアシストコントロール換気といった成人で確立した呼吸器モードを新生児集中治療室 neonatal intensive care unit (NICU) 環境へ適応させたことである。さらなる近年の技術の進歩によって，成人の集中治療室だけで使われていた洗練されたモードと特徴を有する人工呼吸器が，NICU でも頻繁に利用されるようになった。人工呼吸器によって調節される減速流量を有するプレッシャーコントロール換気 (PCV) やプレッシャーサポート換気 (PSV) も現在では使用可能だし，圧規定式換気だけでなく，量規定式換気もいまや可能である。呼吸の開始も，呼吸の終了も，それぞれが患者の要求に応じてより適切なものに調節できる。臨床家にとって，よりさまざまな人工呼吸器モードやオプションの使用が可能なので，人工呼吸器グラフィックをモニターして評価できることは，よりいっそう価値があり必須の手段になっている。

ベッドサイドで行う呼吸モニタリングの利点
　　a．非同調性呼吸
　　b．breath-stacking，エアトラッピング，auto-PEEP
　　c．呼気性呻吟，呼気時間延長
　　d．肺病変やサーファクタント投与後の動的コンプライアンスの変化
　　e．事故抜管
　　f．過剰な吸気圧
　　g．不適切な吸気流量
　　h．不適切な感度設定
　　i．過剰な吸気時間
　　j．過剰な吸気流量
　　k．過剰な気管チューブリーク
　　l．気道閉塞や吸引の必要性の確認

II. 乳幼児の正常呼吸機能

項目	単位	正常値	RDS	BPD
1回換気量（V_T）	mL/kg	5〜7	4〜6	4〜7
呼吸回数	回/min	30〜60	50〜80	45〜80
分時換気量（$\dot{V}_E$）	mL/kg/min	200〜300	250〜400	200〜400
機能的残気量（FRC）	mL/kg	20〜30	15〜20	20〜30
コンプライアンス（静的）	mL/cmH$_2$O/kg	1〜4	0.1〜0.6	0.2〜0.8
コンプライアンス（動的）	mL/cmH$_2$O/kg	1〜2	0.3〜0.5	0.2〜0.8
気道抵抗	cmH$_2$O/mL/sec	0.025〜0.05	0.06〜0.15	0.03〜0.15
気道抵抗	cmH$_2$O/L/sec	25〜50	60〜150	30〜150
呼吸仕事量（WOB）	g/cm/min/kg	500〜1,000	800〜3,000	1,800〜6,500
死腔換気率（V_D/V_T）	%	22〜38	60〜80	35〜60
死腔	mL/kg	1.0〜2.0	3.0〜4.5	3.0〜4.5
肺毛細血管血流量	mL/kg/min	160〜230	75〜140	120〜200
酸素消費量	mL/kg/min	6〜8		
二酸化炭素産生量	mL/kg/min	5〜6		
呼吸商		0.75〜0.83		
カロリー	kcal/kg/day	105〜183		

RDS：respiratory distress syndrome（呼吸促迫症候群），BPD：bronchopulmonary dysplasia（気管支肺異形成）。
（出典：SensorMedics Corporation, Yorba Linda, California）

III. 正常スカラー，流量-容量（F-V）ループおよび圧-容量（P-V）ループ

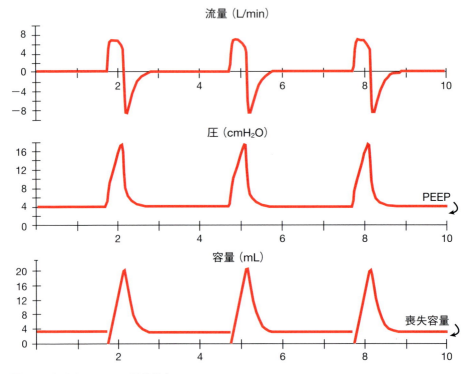

図 6-1　新生児における調節換気のスカラー

図 6-1 のスカラーは，人工呼吸器の時間トリガー，圧リミット，時間サイクルによる強制換気あるいは調節換気を示している。圧スカラー上では，陽圧換気 positive pressure breath（PPB）は呼気終末陽圧 positive end expiratory pressure（PEEP）を示す 4 cmH$_2$O の基線圧に戻る。駆動圧は 14 cmH$_2$O（18 cmH$_2$O − 4 cmH$_2$O = 14 cmH$_2$O）となる。患者の自発吸気努力があれば圧スカラーが基線よりも低下する部分を認めるが，ここで示す強制換気の呼吸では圧スカラーが基線よりも低下する部分を認めない。

流量スカラーは減速波形で 8 L/min の流量を示している。流量曲線の呼気部分は，次の呼吸が始まる前に基線に戻る。容量スカラーは喪失容量を示す 3 mL の基線に戻っている。これはカフなしの気管チューブを用いている患者では通常のことで，陽圧換気が肺へ送られるときに気管チューブ周囲からある程度のリークを認める。喪失容量は総容量の 20 % を超えてはならない。ここでは喪失容量は 15 % を示している。

図 6-2 の F-V ループは 8 L/min の流量と 20 mL の換気量が得られていることが示されている。肺に入る流量として曲線は立ち上がり，20 mL の容量に到達する。圧は設定した吸気時間のあいだ維持される。吸気時間が終了すれば呼気は下降曲線で示される。呼気側での流量スカラーがそれに相当する。そしてループは基線へと戻る。基線に戻ったときの容量（ループの呼気部分）は 3 mL のところに戻っている。これは容量スカラーに相当する喪失容量を示している。

図 6-3 の P-V ループは 18 cmH$_2$O（駆動圧は 14 cmH$_2$O）の圧供給を示し，17 mL（20 mL − 3 mL）の呼気容量を示している。P-V ループは人工呼吸器で設定された 4 cmH$_2$O の PEEP レベルから開始する。

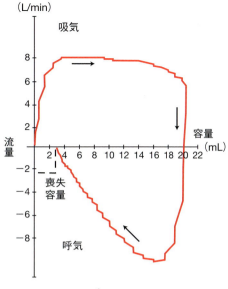

図 6-2　F-V ループ

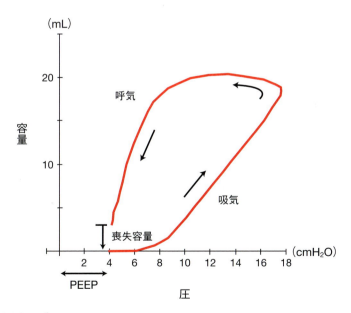

図 6-3　P-V ループ

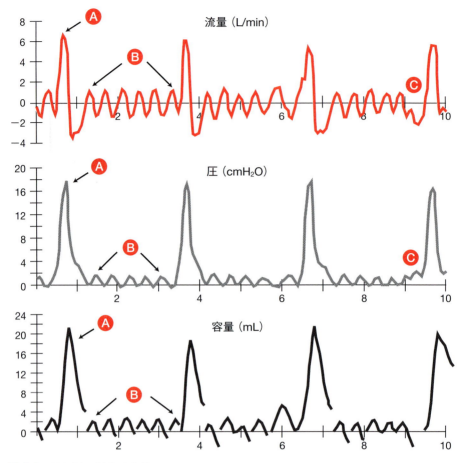

図 6-4　IMV モードのスカラー

患者は圧リミット，時間サイクル，定常流で間欠的強制換気 intermittent mandatory ventilation (IMV) モードの呼吸管理が行われている（図 6-4）。流量，圧，容量スカラー上で，A 点は強制換気を示し，B 点は自発呼吸を示している。最初の 3 つの強制換気は患者の吸気努力に同調して換気されている。C 点で，患者は呼気をし始めているが，呼気が終了する前に強制換気が始まっている。

図 6-5 は，図 6-4 で示した呼吸の F-V ループを示している。強制換気による呼吸は赤と黒で示されている。自発呼吸はグレーで示している。この例において，人工呼吸器は定常流を単純に中断させて換気を行うため，強制換気は患者の呼吸努力のわずかな変化に対して影響を受けやすい。

図 6-4 の呼吸の P-V ループを図 6-6 に示した。呼吸ごとに患者のコンプライアンスが変化し，容量が変化するのがわかる。

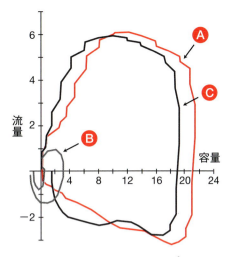

図 6-5　IMV モードの F-V ループ

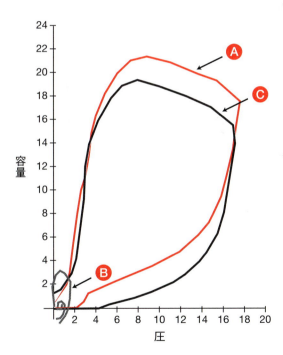

図 6-6　IMV モードの P-V ループ

第 6 章　新生児・乳幼児での使用

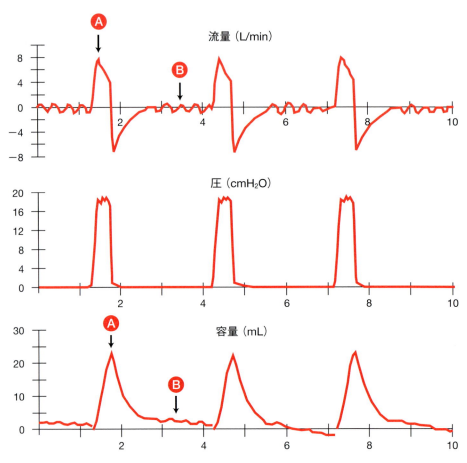

図 6-7　圧規定式 SIMV モードのスカラー

図 6-7 の症例は SIMV モードの圧規定式換気を受けている。A 点は強制換気を，B 点は自発呼吸を示している［訳注：B は自発呼吸ではなく，心原性拍動の可能性が高い］。

図 6-8 の F-V ループは，患者の吸気努力に同調した圧規定式換気モードにより，より均一な人工換気が得られており，容量はほぼ一定ではあるが，圧規定式換気モードでは患者努力の程度に従って容量は変化しうる。

図 6-9 の P-V ループは，圧規定式換気モードが用いられていることが示されている。吸気圧は設定リミットまで急速に増加し，吸気時間の終わりまでその圧が維持されている。

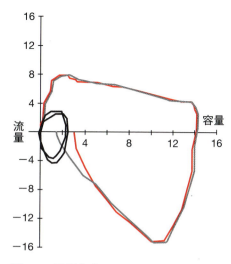

図 6-8　圧規定式 SIMV モードの F-V ループ

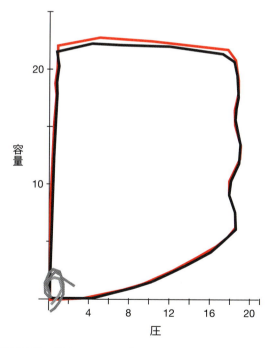

図 6-9　圧規定式 SIMV モードの P-V ループ

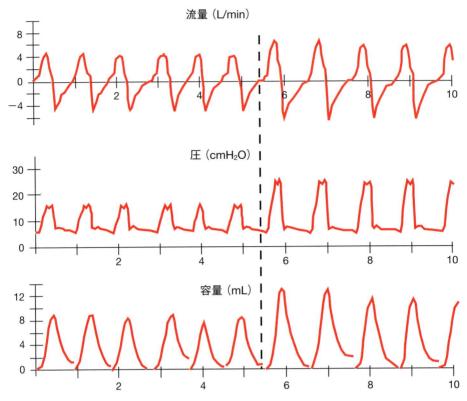

図 6-10　PSV を 10 cmH₂O から 20 cmH₂O に変化させたときの波形

図 6-10 のスカラーは，基線圧が 5 cmH₂O の持続気道陽圧 continuous positive airway pressure (CPAP) に，プレッシャーサポート換気 (PSV) を 10 cmH₂O から 20 cmH₂O に変化させたときの波形である。5 cmH₂O の基線圧に 10 cmH₂O の PSV によってトータル 15 cmH₂O の圧を生じることとなる。この際の駆動圧は 10 cmH₂O (15 cmH₂O − 5 cmH₂O＝10 cmH₂O) となる。PSV レベルが 20 cmH₂O に増加すれば，流量と容量は駆動圧が 20 cmH₂O (25 cmH₂O − 5 cmH₂O＝20 cmH₂O) に増加することによって増量される。

IV. 異常波形
■ 不適当な感度設定によるスカラー

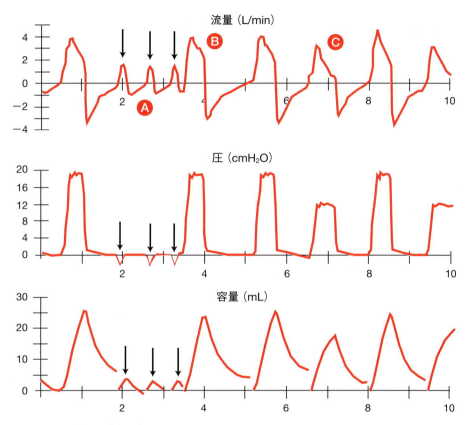

図 6-11　不適当な感度設定によるスカラー

図 6-11 の症例は SIMV＋PSV モードである。流量，圧，容量スカラーの A 点は自発呼吸を示している。それぞれの矢印は各自発呼吸を示している。圧スカラーに注目すると，PSV が作動していない陰圧の振れがある。人工呼吸器の感度が乳幼児の吸気努力に対して不適当であることを示している。B 点は感度を上げたあとに強制換気が作動していることを示している。C 点は新たな感度設定によって作動している PSV を示している。

■ 大きなエアリークとオートサイクリングスカラー

エアリークはさまざまな原因で起こりうる。人工呼吸器側の原因として，例えば呼吸器回路のリークや，患者の気管チューブ周囲からのリーク，胸腔ドレーンチューブへの大きなリークなどがあげられる。患者側の原因としては，例えば気管支胸膜瘻があげられる。カフなしの気管チューブは，小児集中治療室 pediatric intensive care unit (PICU) や NICU では一般的に使用されているため小児の気管チューブからのリークは，エアリークの原因としては最も多い。小さなリークはベテランの臨床家にとっては，通常，管理可能だが，大きいリークは重大な問題となる。エアリークがあると，人工呼吸器は基線のPEEP を十分に維持できないことがある。人工呼吸器は PEEP の基線の揺れを患者の呼吸努力として不正確に感知し，PSV が作動してしまうかもしれない。この換気はオートサイクリングとよばれる。オートサイクリングには，エアートラッピング，auto-PEEP，非同調，過換気などの危険性があり，患者の人工呼吸器離脱を遅らせることがある。大きなエアリークによって，また，患者本来の呼吸努力に対する人工呼吸器の反応が悪くなる可能性があり，その結果，呼吸仕事量や興奮の増加をもたらすことになる。

図 6-12 にみられるように圧スカラー上で PEEP を維持できなかったり，圧や流量変化で明らかなトリガーを認めないのに PSV が作動したり，容量スカラーが基線に戻らないといったサインをグラフィック波形上に認める場合，大きなエアリークの存在を示している。

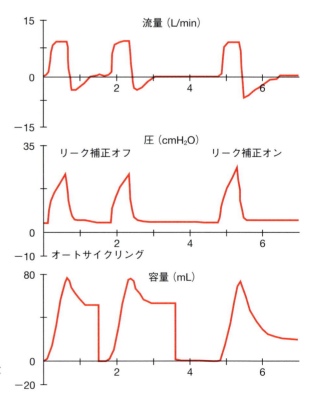

図 6-12　大きなエアリークとオートサイクリング

■ 圧規定式アシスト換気モードでの非同調スカラー

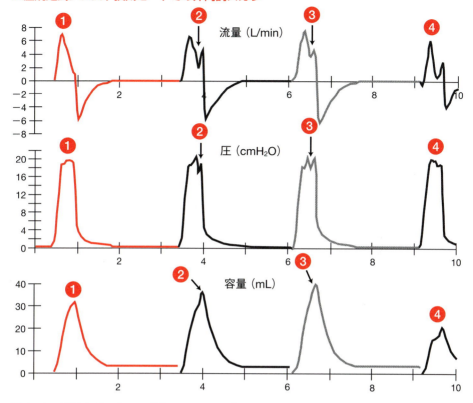

図 6-13　圧規定式アシスト換気モードでの非同調スカラー

　流量，圧，容量スカラー上の最初の呼吸1は正常の同調呼吸を示している（図6-13）。これらの波形と次の3波形をそれぞれ比較してみよう。流量スカラー上で矢印は吸気時のノッチを指しており，これは吸気努力を示している。圧スカラー上ではこの吸気努力によって波形に変動が起こっている。これは乳幼児が息を吸い込んだときに，流量スカラー上の変動と同時に起こっている。容量スカラーでは容量の変動が示されている。2つ目と3つ目の容量波形は，陽圧換気時の吸気の結果，換気量が増えている。4つ目の容量波形は非同調によって小さくなっている。同調性を良くするためには，臨床家は吸気時間を延長するか吸気圧を上げるかで対応できる。

第6章　新生児・乳幼児での使用

■ 圧規定式アシスト換気モードでの非同調 F-V ループと P-V ループ

図 6-14 と図 6-15 のループと数字は，図 6-13 の数字に対応している。吸気流量は，通常，最大流量に到達後，減じる形状をとる（①赤ループ）。図 6-14 では，患者と人工呼吸器の非同調によって吸気相の流量が 2 回の増加と減少を示している（②黒と③グレーループ）。非同調は，F-V ループの，流量が減少しその後に上昇した部分で起こっている。これは人工呼吸器の吸気時間が終了に近づいたとき，患者が別の吸気努力を始めたことによる。呼吸ごとの換気量の変化に注目してほしい。

図 6-15 の P-V ループは，肺にガスが入る際の圧の急速な初期の立ち上がりを示している。機械換気の吸気相中に患者が息を吸い，ループに変化が起こっている。各 P-V ループは図 6-13 のスカラーと対応している。①から②，②から③の各 P-V ループで容量の変化に注目してほしい。設定圧への速やかな圧の上昇は，患者に対する流量が十分であることを示している（①赤ループ）。

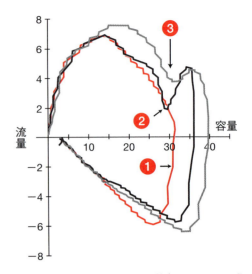

図 6-14　圧規定式アシスト換気モードでの非同調スカラー（F-V ループ）

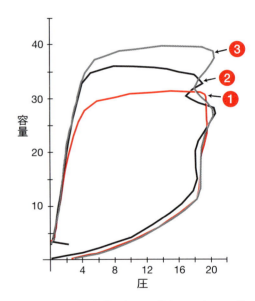

図 6-15　圧規定式アシスト換気モードでの非同調スカラー（P-V ループ）

V. 不十分な流量スカラー

■ 不十分な立ち上がり時間または流量

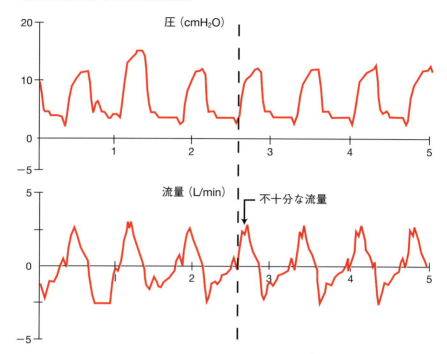

図 6-16　不十分な流量スカラー

人工呼吸器のモードによっては，吸気相の始まりの流量を，立ち上がり時間の設定によって決めることができる．立ち上がり時間は，設定した圧レベルまで到達するために必要な時間である．立ち上がり時間は臨床家によって調節され，患者の快適性を改善するためにしばしば利用される．急速な立ち上がり時間は，患者の呼吸仕事量を軽減し，呼吸苦を改善し，鎮静薬の必要性を減らすかもしれない．しかし，立ち上がり時間が速すぎても遅すぎても有害な場合がある．最大流量の割合に基づいて算出された終了基準（termination criteria）を用いていると，流量が非常に多い場合は，呼吸の吸気相を早めに終了してしまうかもしれない．また，多い流量は潜在的に吸気の終了反射を活性化させるかもしれない．その結果，短く，浅い呼吸になってしまう．流量が非常に少ないと流量不足で同調不全を引き起こし，呼吸仕事量を増加させ，不十分な平均気道内圧となり1回換気量を得ようとして最高気道内圧の上昇を招くことになる．

図 6-16 の圧スカラーと流量スカラーで示すように，不十分な立ち上がり時間は患者にとって不十分な流量しか提供しない．

■ 過剰な吸気圧と流量スカラー

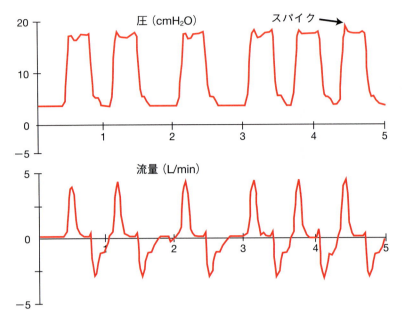

図 6-17　過剰な吸気圧と流量スカラー

過剰な流量は非常に速い立ち上がり時間によって起こりうる。図 6-17 の圧スカラーは，圧規定式アシスト換気モードによる最も速い立ち上がり時間の設定となっている。吸気の開始時に，圧スカラー上のスパイクに注目してほしい。このスパイクは 1 回換気量の増大に結びつかない流量や圧供給を意味するので望ましくない。

■ 過剰な吸気圧が P-V ループに及ぼす影響

図 6-18 の P-V ループ上における A 点は，容量の増加がない圧の上昇を示している。これはしばしばくちばしに例えられる。B 点では，圧は 29 cmH$_2$O から 25 cmH$_2$O に減少し，吸気のピーク時には曲線はより丸くなっている。圧は低下しているにもかかわらず，供給された容量はほとんど変わらない。

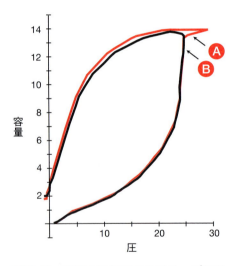

図 6-18　過剰な吸気圧が P-V ループに及ぼす影響

■ コンプライアンスが低下した F-V ループと P-V ループ

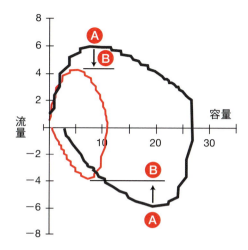

図 6-19　コンプライアンスが低下した F-V ループ

図 6-19 の F-V ループは，肺のコンプライアンス低下によって流量と容量が減少していることを示している．A のループは 1 回換気量が 25 mL あり，高いコンプライアンスであることを示している．ループ B は 1 回換気量が 10 mL で，コンプライアンスの低下を示している．図 6-20 の P-V ループで，A は図 6-19 の F-V ループの A と同じ容量を示している．A のループと比べて B のループは平たんな曲線であり，これはコンプライアンスが低下したことを示している．

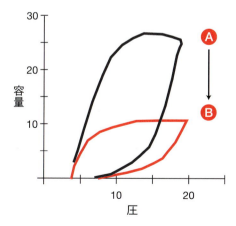

図 6-20　コンプライアンスが低下した P-V ループ

■ 過剰な吸気時間スカラー

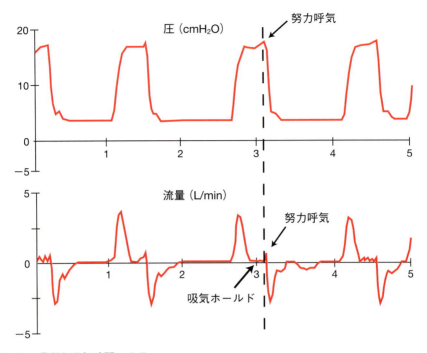

図 6-21　過剰な吸気時間スカラー

吸気時間を延長することは，肺傷害の急性期で平均気道内圧を上げ，無気肺を改善させるため，酸素化を改善させるための有用な手法である．肺が改善され患者の自発呼吸が再び出始めると，過剰な吸気時間は強い努力呼気と同調不全を引き起こしうる．過剰な吸気時間は患者の興奮を引き起こし，CO_2 の産生を増加し，酸素とカロリーの消費が増加し，呼吸器離脱が遅れ，頭蓋内圧 intracranial pressure (ICP) の上昇や脳出血リスクの増加や血行動態の不安定を招く可能性がある．

図 6-21 の圧スカラーと流量スカラーで示すように，過剰な吸気時間は強い努力呼気を引き起こす．吸気時間が長すぎるため，患者の努力呼気として各呼吸の終末にスパイクがみられる．

VI. 吸気終了設定によるスカラー

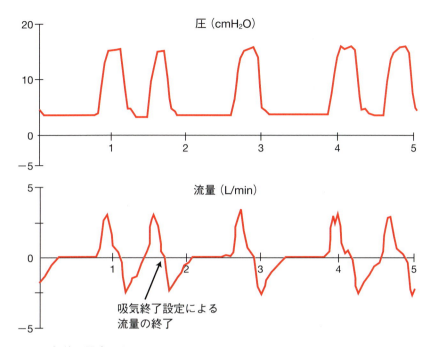

図 6-22　吸気終了設定によるスカラー

機械換気は時間または流量によって終わらせる。流量終了の設定は，吸気の終了を最大流量のどれだけの割合にするか臨床家が選択することで同調性が良くなる。吸気終了設定の調整は，グラフィックを用いて吸気流量がない時間およびプラトー圧の時間がなくなるように行うべきである。ただし，患者の１回換気量は維持されなければならない。

時間サイクルの代わりに流量サイクルの終了設定を加えることで，図 6-22 の圧スカラーや流量スカラーに示すように，明らかなプラトー圧や流量０がない状態で吸気から呼気へ移行することができる。吸気流量のピークから呼気流量のピークまでがほぼ直線になることに注目してほしい。

■ breath-stacking（auto-PEEP）スカラー

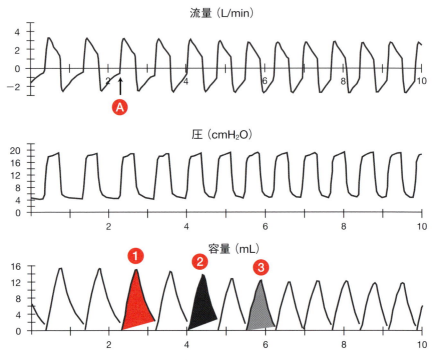

図 6-23　breath-stacking（auto-PEEP）スカラー
①～③は図 6-24 内の①～③に対応。

　人工呼吸器の換気数が多いと breath-stacking を起こしうる。その結果，エアトラッピングや auto-PEEP を起こす。図 6-23 の流量スカラー上で，A 点において次の機械換気が行われる直前の流量が基線に到達しないことに注目してほしい。機械換気回数が変わったときに（左から右へ），次の機械換気がどのようにより速く開始されるか注目しよう。容量スカラーで，換気回数が増えればどのように容量が減るか注意してほしい。次の呼吸が前の呼吸に重なることにより，それぞれのガスは肺の中に取り込まれたままとなる。

■ breath-stacking の F-V ループと P-V ループ

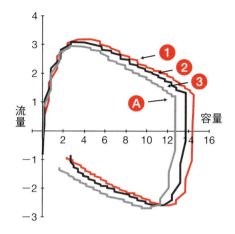

図 6-24　breath-stacking の F-V ループ

図 6-24 のグラフで，①，②，③の F-V ループはそれぞれ，図 6-23 のスカラーで影を付けた曲線と一致している．換気回数が増えればそれぞれの曲線の容量がどのように減少するか，次の機械換気が始まる前に流量が基線にどれほど戻っていないかに注意してほしい．図 6-25 の P-V ループは，呼気終末で肺に残る容量を示している．一連の呼吸に伴い，肺内に閉じ込められたガスによって，それぞれの 1 回換気量は減少している．breath-stacking によって作り出された大きなヒステリシスに注意してほしい．

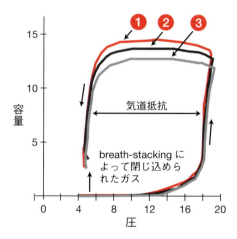

図 6-25　breath-stacking の P-V ループ

■ 閉塞性障害があるときの呼気流量スカラー

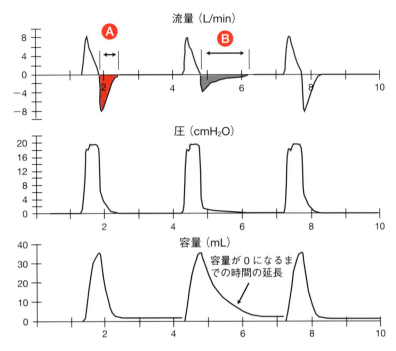

図 6-26　閉塞性障害があるときの呼気流量スカラー

図 6-26 のグラフで影の付いた呼気波形 A と B を比べてみよう。波形 A は正常の呼気波形を示しており，短い時間で基線に戻っている。呼気波形は吸気波形の鏡像である。B は，呼気波形がどれだけ低く（流量が少なく）かつ呼気時間がどれだけ長いかに注意してほしい。これは呼気に抵抗があることを示している。容量スカラーでも同様に，容量波形の形状を最初の容量波形と比べてみよう。容量が基線に戻るまでの時間は呼気抵抗によってより長くなっている。さらに容量の基線は最初の容量波形と比較すると上昇していることがわかる。設定された人工呼吸器の呼気時間が長いため，ここでは患者呼気が長いにもかかわらず breath-stacking はみられない。

■ 閉塞性障害があるときの呼気 F-V ループと P-V ループ

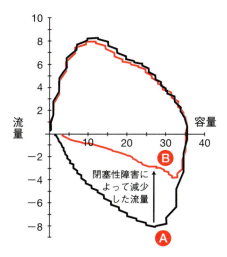

図 6-27　閉塞性障害があるときの呼気 F-V ループ

図 6-27 に示された F-V ループの A 点と B 点を比較してほしい。吸気流量は，A と B の両方とも正常である。閉塞があると呼気流量が減少し，B の容量の戻りは A と比較するとより少ない。図 6-28 の P-V ループでは，幅が A から B へ広がっている。これは呼気時の閉塞に伴った，より大きな抵抗を示している。呼気中のループの拡張は呼気中の抵抗を示している。

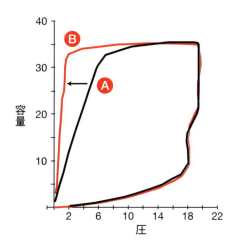

図 6-28　閉塞性障害があるときの呼気 P-V ループ

■右主気管支挿管時のスカラー

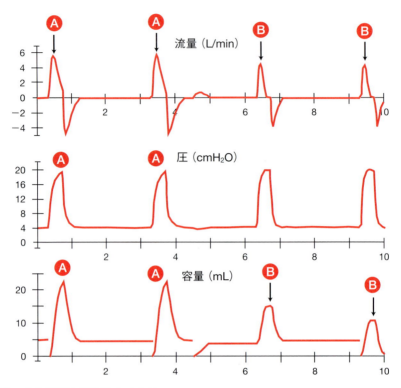

図 6-29　右主気管支挿管時のスカラー

図 6-29 のスカラーは，気管チューブが気管から右主気管支へと動いたときの流量と容量の変化を示している．A 点は気管チューブが適切な位置にあり，流量，容量，圧スカラーは正常である．B 点は気管チューブが右主気管支内に移動した状態を示している．B 点での容量スカラーは，A 点に比べて容量が減少しており，B 点での流量は A 点と比べて減少している．圧規定式換気モードなので圧は不変のままである．

■ 右主気管支挿管時のF-VループとP-Vループ

右主気管支への挿管により，図6-30のループで示すように容量と最大流量が減少する。赤のループは拘束性の状態の典型的なパターンをとっている。これは片肺換気によるコンプライアンスの低下に起因している。

圧規定式換気中に患者のコンプライアンスが変化すると，圧と容量ともに変化する。図6-31のグラフで示すように，人工呼吸器は一定の圧を維持するために流量を調整する。圧規定式換気の患者の呼吸器系コンプライアンスが変化すれば容量の変化が起こる。

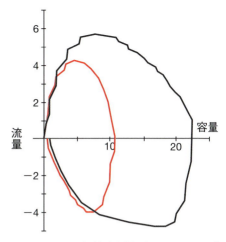

図6-30　右主気管支挿管時のF-Vループ

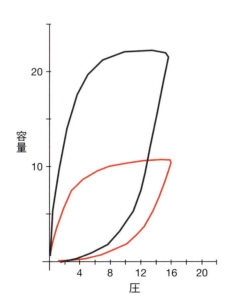

図6-31　右主気管支挿管時のP-Vループ

■ 抜管時のスカラー

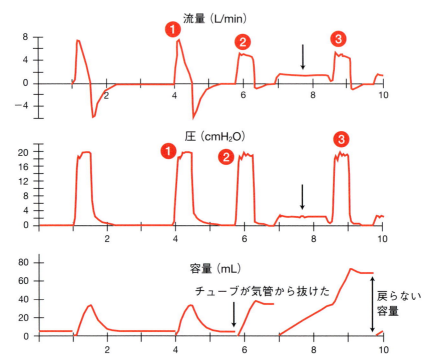

図 6-32　抜管時のスカラー

図 6-32 の流量スカラー上の①は，気管チューブが声帯を通り気管内に位置する正常な状態を示している。この時点では，流量，圧，容量のスカラーは正常である。気管チューブが気管から抜け始めると，基線に戻ってくる容量が減少する。気管チューブが気管から完全に抜けてしまうと，容量はまったく戻ってこない。流量と圧スカラーは，戻ってくる容量の減少によって変化している。

■ 乱れた基線の流量スカラー

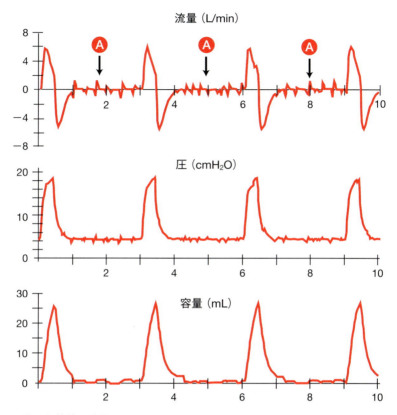

図 6-33　乱れた基線の流量スカラー

人工呼吸器回路の吸気側回路内で結露した水は，それぞれの機械換気間で各スカラー上に不均一の波形を引き起こす（図 6-33）。これはまた気管チューブ内や気道内の痰によっても，あるいは吸気側回路内の水によっても起こる。

■ 高頻度換気（HFV）

高頻度換気 high frequency ventilation (HFV) は，肺を高い最高気道内圧にさらすことなくリクルートメントしうる換気モードである。1回換気量は死腔程度であり，換気は非常に高頻度で行われる。HFV の目的は，肺の過伸展による傷害から肺を守るために，ほぼ一定の肺胞容量と肺胞内圧を維持することである。HFV のおもな特徴は，少ない1回換気量，短い吸気時間，適切に膨らまされた肺胞である。米国や世界中で使用されている HFV の人工呼吸器には，いくつかの異なったタイプがある。それらの換気法はすべての機種で少しずつ異なるが，作動の基本的理論はすべての機種で同じであり，それらの設定を議論するために使われる基本的な用語もほぼ同じと考えてよい。

■ ガス交換に影響を及ぼす因子

HFV 中のガス交換に影響を及ぼすおもな要因は次の3つである。
　a．振動数
　b．振幅
　c．平均気道内圧

呼吸回数の測定値は振動数といわれる。振動数はヘルツ（Hz）もしくは1 min あたりのサイクルとして表される。1 Hz＝60 サイクル/min である。

例えば，10 Hz（10×60）＝600 サイクル/min

選択した HFV のタイプによるが，Hz（振動数あるいは呼吸回数）を上げても，従来の人工呼吸器のモードで認められたような分時換気量やガス交換を必ずしも改善しない。実際は逆のことが起こる。最も一般的な HFV の形式では，定常流回路を通してガスを振動として押すためにピストンが使われている。HFV で Hz（振動数）を上げることは，吸気時にピストン駆動の1回あたりの時間を減らす（吸気時間を減らすこと）ことになり，患者に送り込む1回換気量を減少させてしまう。HFV を使用している症例でガス交換を増加するためには，しばしば Hz（振動数）を上げるのではなく下げるとよい。

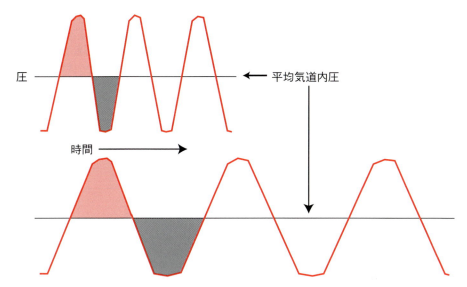

図 6-34　1 回換気量に対する振動数の影響

振動数はピストンが動くために与えられた時間（距離）を制御している。したがって，振動数が低いとより多くの容量が動き，振動数が高ければより小さな容量しか動かないこととなる（図 6-34）。ピストン駆動による人工呼吸器で HFV の振動数を上げることは，1 回換気量と分時換気量を減らし，患者の Pa_{CO_2} を増加させる。

振幅の調整により，振動により移動する容量や，回路内を前後に押されるガス量に影響を及ぼす。振幅は最高気道内圧とPEEPの差からは計算されない。振幅は基線をまたいだ圧の変化で測定する（図6-35）。振幅を増加させれば1回換気量を増加させることができ，換気に対して直接的な影響を与える。HFVで換気されている患者のCO_2の排泄量を増減したいときには，まずは振幅を調整すればよい。

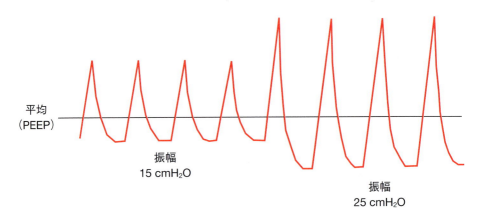

図6-35　振幅は平均気道内圧をまたいだ圧の変化で測定する

平均気道内圧（図6-36）の調整は，肺を膨らませてガス交換（主に酸素化の改善）するために行われる。目標は，肺胞が開くであろう以上の圧に保ち，肺胞が開存した状態を維持することである。適切な肺拡張によって肺胞は安定し，過膨張やずり応力による傷害から肺胞が保護される。

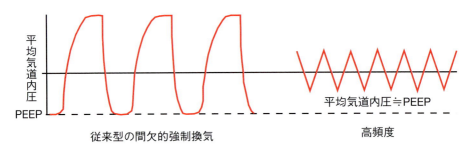

図6-36　平均気道内圧とPEEPは，従来型換気ではまったく異なるが，HFV実施中は同一となる

付録 A 症例検討

新生児 1

20 歳の女性が Rodney という女の子を出産した。27 週，785 g の児で経腟分娩だった。母親は出産前管理を受けておらず，分娩の 3 日前に前期破水していた。Apgar スコアは 5 点 (1 min)，9 点 (5 min) でマスク換気が行われた。Rodney は 2.5 mm の気管チューブを挿管され，サーファクタントを 1 度投与された。NICU に移されてから圧リミット，時間サイクルの人工呼吸が行われた。設定は PIP 20 cmH$_2$O，呼吸回数 40 回/min，吸気時間 0.3 sec，PEEP 5 cmH$_2$O，F$_{IO_2}$ 1.0 であった。最初のサーファクタント投与から 10 時間後に，肋間と胸骨上の陥没を伴う呼吸促迫の徴候を認め，自発呼吸は 48 回/min から 88 回/min に増加し，心拍数も 138/min から 178/min に増加，90％を下回る低酸素飽和度の時間が増加した。呼気の 1 回換気量は 5 mL/kg から 2.5 mL/kg に低下した。F$_{IO_2}$ は 0.3 まで下がってきていたが，90％以上の酸素飽和度を維持するために 0.7 まで上げた。このときの P-V ループを図 A-1 の B に示す。この B と最初にサーファクタントを投与したときの P-V ループ A とを比較してみた。

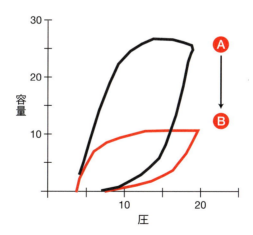

図 A-1

質問

1. P-V ループ A と B について，何が原因でこのような変化が起こったのか。

2. P-V ループ B になった時点で，どのような処置がふさわしいか。

解答

1. P-V ループの A から B への変化は肺コンプライアンスの低下を示している。圧は 20 cmH₂O のままであるのに対して，換気量はおよそ 27 mL から 10 mL へと減少している。一般的に，コンプライアンスの低下によって P-V ループは右に移動する。

2. 肺コンプライアンスの低下に対して，サーファクタントの再投与が適切であろう。

新生児 2

Israel は在胎 27 週，経腟分娩により 800 g で出生した。母親はメキシコから来たばかりで，出産前管理を受けていなかった。Israel は，出生時にチアノーゼを呈し，無呼吸も認め，Apgar スコアは 3 点 (1 min)，6 点 (5 min) であった。マスク換気のあと，分娩室で 2.5 mm の気管チューブを挿管された。サーファクタントがすぐに投与された。NICU に移されてから，時間サイクル，圧リミットの定常流呼吸器で換気された。換気設定は 36 回/min，PIP 13 cmH₂O，PEEP 4 cmH₂O，吸気時間 0.4 sec，F$_{IO_2}$ 0.7 の SIMV モードだった。最初の胸部 X 線写真では，RDS（呼吸促迫症候群）に合致した所見がみられた。最初の ABG（動脈血ガス分析）は pH 7.20，Pa$_{CO_2}$ 55 mmHg，Pa$_{O_2}$ 45 mmHg，BE（塩基過剰）－5 mEq/L であった。経皮的モニターでは CO₂ が 60 mmHg，酸素飽和度は 88% であった。つづく数時間，酸素飽和度の低下を繰り返し，経皮的モニターの CO₂ は上昇し，興奮状態がみられた。図 A-2 に示すような圧スカラーと流量スカラーが観察されている。

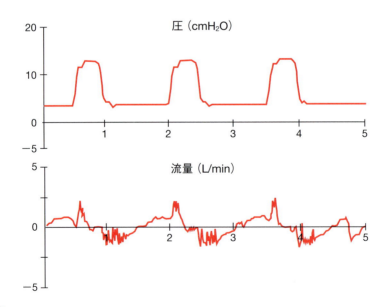

図 A-2

質問
1. これらのスカラーは何を示しているか。

2. 図 A-2 のような状況を改善するために,現時点で何をすべきか。

解答
1. これらのスカラーは,Israel が人工呼吸器と非同調であることを示している。流量スカラーでは,圧スカラーで確認できる機械換気が始まるはるか前から,プラス側への流量が認められ,トリガーの遅れを示唆する。また,その自発吸気の終わり近くに,陽圧換気による一過性の流量の増加を認める。

2. 人工呼吸器のモードを定常流の SIMV モードから減速流量パターンの PSV に変更し,トリガー感度も鋭敏にした。PSV モードで Israel の自発呼吸努力はすべて補助され,あらゆる吸気流量の要求が満たされた状態である(図 A-3 下)[訳注:図 A-2 の流量スカラーの細かい呼気の揺れは,おそらく気道内分泌物による振動である。結露による振動では吸気相・呼気相ともに認められることが多い。設定を変更するときに,吸引も行ったと考えられる]。

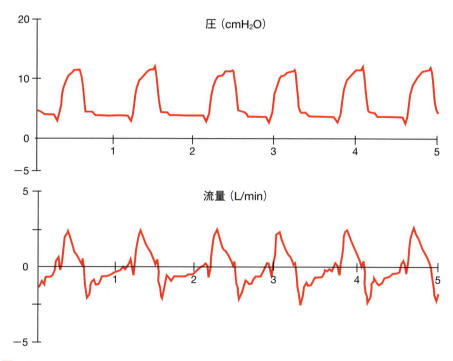

図 A-3

新生児 3

Vanessa は推定在胎週数 34 週に帝王切開で出生した。母親はしっかりと出産前管理を受けていたが，Vanessa は胎盤剝離によって緊急手術により出生し，Apgar スコアは 4 点（1 min），6 点（5 min）であった。分娩室での蘇生後，3.5 mm の気管チューブを挿管され NICU へと搬送された。彼女は圧規定式アシストコントロール換気モードで換気され，換気条件は PIP 18 cmH$_2$O，PEEP 3 cmH$_2$O，呼吸回数 30 回/min，吸気時間 0.5 sec，F$_{IO_2}$ 1.0 であった。最初の胸部 X 線写真では肺門部から広がる一様でない浸潤影がみられ，胎児肺胞液の残存所見に一致する。最初の ABG は pH 7.30，Pa$_{CO_2}$ 40 mmHg，Pa$_{O_2}$ 50 mmHg，BE は －7 mEq/L であった。2 日目，興奮状態が現れ，心拍数と CO$_2$ は上昇し頻回に酸素飽和度の低下がみられた。圧と流量スカラーは図 A-4 に示すとおりである。

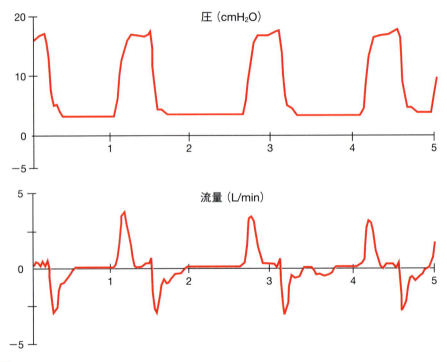

図 A-4

質問

1. これらのスカラーは何を示しているか。

2. この状況を改善するには何をすべきか。

解答

1. これらのスカラーは，努力呼気や同調不全になるような長すぎる吸気時間を示している。吸気時間が長すぎることによる患者の努力呼気として，各吸気の終わりに急な上昇波形が認められることに注意してほしい。吸気時間を延長することは酸素化を改善するための大切な手段である。しかし肺が回復した場合，過剰な吸気時間によって患者は興奮し，CO_2産生や酸素消費，カロリー消費が増え，人工呼吸器離脱が遅れ，心血管系の状態が不安定となる。

2. この状況を改善するためには，時間サイクルの代わりに流量サイクルの換気を選択すればよい。最大吸気流量の何％で吸気を終了するかという吸気終了設定により，患者の1回換気量を保ちつつ，吸気の終わりに吸気流量のない時間をつくらないようにして同調性を向上させることができる。吸気の最大流量から呼気の最大流量への移行がほぼ直線になっていることに注目してほしい（図 A-5 下）。

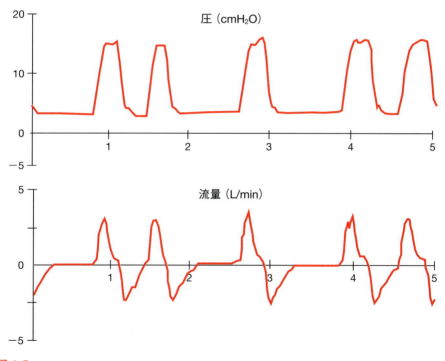

図 A-5

乳幼児 1

Austin は生後 4 か月の児で，在胎 28 週で出生。生後 3 か月間，RDS と BPD（気管支肺異形成）の治療を受けていた。ちょうど 1 か月間自宅で過ごした後，Austin は小児病院の救急外来に連れて来られた。母親の説明では，青くなり，咳，嘔気，透明から白色の大量の鼻汁，食欲不良，無呼吸を認めたとのことであった。救急外来に到着後すぐに呼吸が止まり，4.0 mm の気管チューブが挿管された。NICU に搬送され，ゆっくりとした立ち上がり時間で PIP 18 cmH$_2$O，PEEP 4 cmH$_2$O，呼吸回数 24 回/min，F$_{IO_2}$ 0.4 の圧規定式アシストコントロール換気が行われた。胸部 X 線写真では肺門部の浸潤影と右上葉の無気肺を認めた。

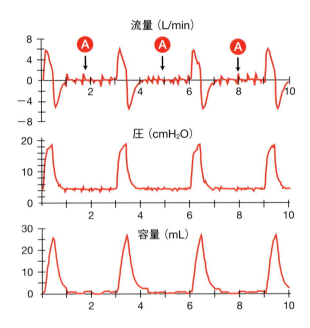

図 A-6

質問

1. この乳幼児の流量，圧，容量スカラー（図 A-6）のうち，どこに異常がみられるか。

2. この乳幼児に対して何をすべきか。

解答

1. 図 A-6 内の各スカラー上で，それぞれの陽圧換気のあいだに不均一な波形を認める。3 つすべての波形の基線でみられるが，これは人工呼吸器と患者のあいだの回路のどこかの部分的な閉塞や結露によって引き起こされたものである。

2. この症例では気道吸引が最も必要とされるだろう。同時に，人工呼吸器回路内に結露がないか確認すべきである。

成人 1

Joyce は 40 歳の黒人女性で，自動車事故にあった後である。ICU 入室 3 日後，彼女は V_T（1 回換気量）750 mL，PEEP 7 cmH$_2$O，呼吸回数 16 回/min の量規定式 SIMV モードの設定で人工換気されていた。

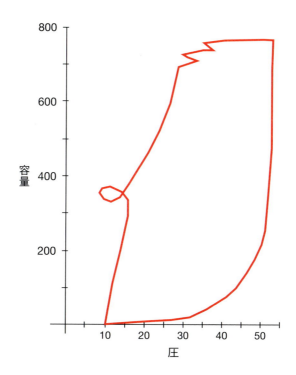

図 A-7

質問

1. この患者の動的コンプライアンスはどうか。

2. 図 A-7 の P-V ループ中にはどのような異常がみられるか。

鎮静薬の投与なしで患者と人工呼吸器がより良く同調するよう，モードは 28 cmH$_2$O に設定した PSV に変更された。その結果，P-V ループは図 A-8 に示すようになった。

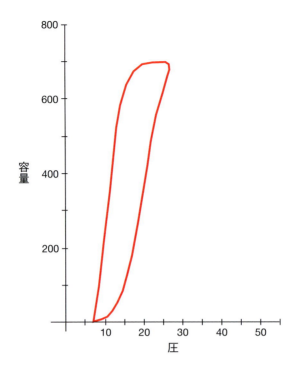

図 A-8

3. 変更後の患者の動的コンプライアンスはどうなったか。

4. 人工呼吸器の設定変更は，人工呼吸器と患者の同調性が改善されたのか，それとも悪化させたのか。

解答

1. 動的コンプライアンスは約 17 mL/cmH$_2$O である。

2. P-V ループは，呼気の始めにヒステリシスや同調不全の増加を示している。また呼気終末付近に自発吸気努力を認める。

3. 動的コンプライアンスは約 33 mL/cmH$_2$O である。

4. この特別な症例に対して，PSV モードに変更することで患者と人工呼吸器の同調性が改善され，曲線のヒステリシスをより減少させ，コンプライアンスが改善された。

成人2

日勤シフトが始まり，45歳の女性（低身長）で呼吸不全の患者をあなたは救急部で受け持ち，働いている。彼女は気管挿管されて来院し，人工呼吸下で搬送されたが，あなたは，彼女の人工呼吸器をPSVモードにうまく変更することができた。彼女はPSV呼吸のほうがいいと希望したが，呼吸はまだ明らかに快適とはいえない状態だった。人工呼吸器のグラフィック波形は図A-9の左側に示すような波形だった。

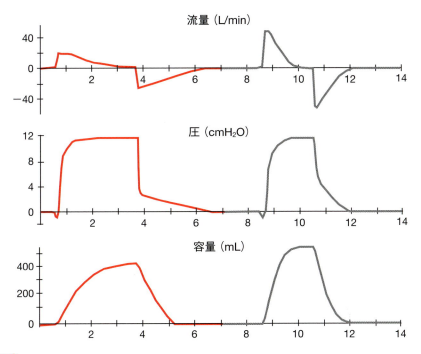

図A-9

質問

1. グラフィック波形ではどのような異常が示されているのか。

2. これらの問題の原因には，人工呼吸器の設定や患者の状態が関連しているか。

他の患者の動脈血採血をしたあと，PSVモードの受け持ち患者のもとに戻ってみると，同僚はあなたがいないあいだに，その患者に頼まれて世話したことを伝えてきた。患者にどんな処置をしたのか質問したところ，同僚は気管チューブの再固定をしただけだと答えた。グラフィックは図A-9の右に示すような波形になっていた。

3. あなたの同僚は患者の状況を改善させたのか，それとも悪化させたのか。

4. あなたはいま何をすべきか。

解答

1. 最大吸気流量は低く（20 L/min），プラトー時間は延長している（吸気時間は 3 sec で通常より長い）。

2. PSV は吸気流量を設定することができない。患者によって決定され，吸気時間もまた患者自身によってコントロールされる。1 回換気量は患者の体格から望まれる換気量よりもわずかに少ないだけだが，吸気圧プラトーで時間が延長されているにもかかわらず，容量曲線がどれぐらい着実に増加しているかに注意してほしい。患者の呼吸努力によって作り出すことも可能だが，通常の場合は大きな吸気流量と容量によって起こり，今回の症例ではみられない。コンプライアンスの低下によって吸気流量は低下するが，同時に吸気および呼気流量ともに素早く基線に戻る。異常は流量に対する高い気道抵抗と一致している。

3. 気管チューブを再固定する過程で，気道抵抗の問題の多くが取り除かれたと考えられる。吸気流量は 2 倍以上になり，1 回換気量はより短い吸気時間で 500 mL 以上にまで増加した。おそらく，気管チューブの屈曲が解除されたか，気管チューブの先端が気道面から離れたか，気管分岐上に引き上げられたか，その他の流量を閉塞する原因が取り除かれたものと考えられる。

4. この変化に対して，患者をアセスメントする。気道抵抗を低下させる原因として他に考えられるものはないか？ 呼吸音を聴取し，気管チューブの位置や詰まりがないか，チューブサイズが患者に適切かどうかを確認する。閉鎖式吸引システムを使っていたら，吸引チューブが完全に引き抜かれているか確認する。

付録B 人工呼吸器波形チェックリスト

スカラーを使ったクイックチェック

（　）内は参照ページを表す。

1．非同調のチェック（p.100 成人）
　　a．均一な吸気パターンに対する流量スカラーの観察
　　　　―不十分な流量でないかどうか（p.97 成人，p.115 新生児）
　　　　―過剰な流量でないかどうか（p.116 新生児）
　　　　―感知が鋭敏すぎていないかどうか（p.111 新生児）
　　　　―感知が不十分ではないかどうか（p.98 成人，p.111 新生児）。auto-PEEPがないかどうか確認する
　　　　―過剰な吸気時間でないかどうか（p.118，119 新生児）。吸気ポーズ（p.77 成人）や努力呼気（p.89 成人）がないか確認する

2．auto-PEEPのチェック
　　―流量波形が呼気終末に基線に戻っているかを確認する（p.93 成人，p.121 新生児）
　　―基線に戻っていないならば，auto-PEEPがどの程度かを測定するために呼気終末閉塞法を行う（p.94 成人）（巻末の参考文献も参照）
　　―明らかなauto-PEEPがあるなら，原因（過剰な分時換気量，気道抵抗，早期の末梢気道の虚脱など）を見極め，適切に対処する（巻末の参考文献の人工呼吸関連テキストを参照）

3．エアリークのチェック（p.112 新生児）
　　―容量スカラーをよく観察する（p.101 成人）

4．乱れた基線流量についてチェックし，原因を特定する（気道内の痰，回路内の結露）（p.127 新生児）

徹底したチェック（クイックチェックに加えて）

1. 過膨張がないかどうかチェックする（p.116 新生児）
   ― P-V ループ吸気側で UIP（上変曲点）を確認する（p.88 成人）

2. 異常な気道抵抗がないかどうかチェックする（p.49, 80 成人スカラー）
   ― P-V ループや F-V ループで気管チューブの閉塞や気管支痙攣などの流量リミットのサインがみられないかどうか確認する（p.96 成人, p.123 新生児）

3. 異常なコンプライアンスでないかどうかチェックする（p.29, 81 成人, p.117, 125 新生児）

特別な処置

1. 気管支拡張薬の反応をみる（p.90, 91 成人）

2. PEEP の設定を確認する（p.84〜87 成人）
   ―準静的 LIP（下変曲点）vs. 適切なコンプライアンス

参考文献

The Acute Respiratory Distress Syndrome Network, "Ventilation with lower tidal volumes as compared with traditional tidal volumes for acute lung injury and the acute respiratory distress syndrome." *N Engl J Med* 2000; 342(18):1301-1308.

Amato M. Asia Pacific Association for Respiratory Care. Pressure support and pressure controlled ventilation: simple or complex modes? http://www.jichi.ac.jp/aparc.japan/program/PCV & PSV-simple or comp15.doc. Accessed April 20, 2006.

Blanch L et al. "Measurement of air trapping, intrinsic positive end-expiratory pressure, and dynamic hyperinflation in mechanically ventilated patients." *Respir Care* 2005 Jan; 50(1):110-123, discssion 123-124.

Broseghini C et al. "Respiratory resistance and intrinsic positive end-expiratory pressure (PEEP) in patients with the adult respiratory distress syndrome (ARDS)." *Eur Respir J* 1988; 1:726-731.

Clinical Application of Mechanical Ventilation. 3rd ed. Albany: Delmar, 2006.（人工呼吸とそれに関連するトピックについて書かれた，学生に理解しやすい教科書）

Egan's Fundamentals of Respiratory Care. 8th ed. St. Louis: Mosby, 2003.（人工呼吸とそれに関連するトピックなど，呼吸管理について包括的に書かれた教科書）

Henzler D et al. "Respiratory compliance but not gas exchange correlates with changes in lung aerations after a recruitment maneuver: an experimental study in pigs with saline lavage lung injury." *Crit Care* 2005; 9:R471-R482.

Hess DR, Kacmarek RM. *Essentials of Mechanical Ventilation*. 2nd ed. New York: McGraw-Hill, 2002.（人工呼吸に関する最近の手技と関連文献について簡単に見直せるよう作られた，臨床家のためのコンパクトなテキスト）

Houston P. "An approach to ventilation in acute respiratory distress syndrome." *Can J Surg* 2000 Aug; 43(4):263-268.

Levy MM. "Optimal PEEP in ARDS. Changing concepts and current controversies." *Crit Care Clin* 2002; 18(1):15-33.

Lim SC et al. "Intercomparison of recruitment maneuver efficacy in three models of acute lung injury." *Crit Care Med* 2004; 32(12):2371-2377.

Lu Q, Rouby JJ. "Measurement of pressure-volume curves in patients on mechanical ventilation: methods and significance." *Crit Care* 2000; 4(2):91-100.

Lucangelo U et al. "Respiratory mechanics derived from signals in the ventilator circuit." *Respir Care* 2005 Jan; 50(1):55-65, discussion 65-67.

MacIntyre NR, Branson RD. *Mechanical Ventilation*. Philadelphia: WB Saunders, 2001.（臨床家のなかでも上級者向けの参考書）

Maggiore SM, Brochard L. "Pressure-volume curve in the critically ill." *Curr Opin Crit Care* 2000; 6:1-10.

Marini JJ, Gattinoni L. "Ventilatory management of acute respiratory distress syndrome: a consensus of two." *Crit Care Med* 2004; 32(1):250-255.

Pilbeam SP, Cairo JM. *Mechanical Ventilation: Physiological and Clinical Applications*. 4th ed. St. Louis: Mosby, 2006.（人工呼吸について多くの例をあげて解説したテキスト）

Takeuchi M, Sedeek KA, Schettino GP, Suchodolski K, Kacmarek RM. "Peak pressure during volume history and pressure-volume curve measurement affects analysis." *Am J Respir Crit Care Med* 2001; 164(7):1225-1230.

Tobin MJ (ed). *Principles and Practice of Mechanical Ventilation*. New York: McGraw-Hill, Inc., 1994.

Vieillard-Baron A, Jardin F. "The issue of dynamic hyperinflation in acute respiratory distress syndrome patients." *Eur Respir J* Suppl 2003; 42:43s-47s.

Walsh BK, Cervinske MP. "Mechanical ventilation of the neonate and pediatric patient." In: Cervinske MP, Barnhart SL, eds. *Perinatal and Pediatric Respiratory Care*. Philadelphia: Saunders, 2003:310-332.

欧文索引

APRV (airway pressure release ventilation)　59
ARDS (acute respiratory distress syndrome)　29, 74, 87
auto-PEEP　92, 95, 120
　　呼気終末閉塞法　94

Bi-Level　59
biotrauma　88
BPD (bronchopulmonary dysplasia)　103, 136
breath-stacking　120, 121

CPAP (continuous positive airway pressure)　56, 68, 86, 110

EIP (end inspiratory pressure)　87

FRC (functional residual capacity)　25, 56, 84
F-V ループ　22, 33
　　breath-stacking　121
　　CPAP　68
　　IMV　107
　　PCV　41
　　PSV　39, 68
　　PSV＋CPAP　68
　　scooping　35
　　SIMV　66, 109
　　SIMV＋CPAP　70, 72
　　SIMV＋PSV　70, 72
　　SIMV＋PSV＋CPAP　70, 72
　　右主気管支挿管時　125
　　エアトラッピング　92, 93
　　気管支拡張薬投与時　90
　　気道閉塞の徴候　35

　　矩形波　38, 64
　　構成要素　33
　　コンプライアンス低下　117
　　自発呼吸　37, 68
　　新生児　105
　　正弦波　34
　　努力呼気　89
　　非同調　114
　　閉塞性障害　123
　　容量喪失　36, 101

HFV (high frequency ventilation)　128～130

Ｉ：Ｅ比　59
IMV (intermittent mandatory ventilation)　106, 107

LIP (lower inflection point)　27, 85, 86

NPPV (noninvasive positive pressure ventilation)　56

patient-triggered breath　8
PCV (プレッシャーコントロール換気)　20
　　漸減流量　83
PEEP (positive end expiratory pressure)　84～86, 95, 104, 130
　　適切な設定　87
PEFR (peak expiratory flow rate)　33, 90
PIP (peak inspiratory pressure)　1, 6, 26, 76
PMC (point of maximum curvature)　27
PPB (positive pressure breath)　104

PSV（プレッシャーサポート換気）　16, 39, 56, 68
　呼吸不全患者　139
　漸減流量　83
　立ち上がり時間の設定　58
PSV＋CPAP　56, 68
P-Vループ　22
　breath-stacking　121
　CPAP　68
　IMV　107
　PSV　39, 68
　PSV＋CPAP　68
　SIMV　66, 109
　SIMV＋CPAP　70, 72
　SIMV＋PSV　70, 72
　SIMV＋PSV＋CPAP　70, 72
　右主気管支挿管時　125
　過剰な吸気圧　116
　過膨張　88
　気管支拡張薬投与時　91
　気管チューブの屈曲　96
　コンプライアンス低下　117
　自発呼吸　37, 68
　準静的曲線　85, 86
　新生児　105
　直線コンプライアンス　86
　努力呼気　89
　ヒステリシス　30, 40, 47, 66, 96
　非同調　114
　閉塞性障害　123
　変曲点　86
　容量喪失　36, 101

RDS (respiratory distress syndrome)　103, 132, 136

scooping　35
SIMV (synchronized intermittent mandatory ventilation)　8, 14, 92, 102
　　圧規定式──　54, 66
　　量規定式──　52, 64, 137
　SIMV＋CPAP
　　圧規定式──　62, 72
　　量規定式──　60, 70
　SIMV＋PSV　16
　　圧規定式──　72
　　量規定式──　60, 70
　SIMV＋PSV＋CPAP　18
　　圧規定式──　62, 72
　　量規定式──　60, 70

termination criteria　115
time-triggered breath　8
TLC (total lung capacity)　25, 31

UIP (upper inflection point)　27, 86, 88

volutrauma　88

WOB (work-of-breathing)　31, 32, 75
　機械的──　31
　乳幼児　103

146

和文索引

● あ行

圧規定式アシスト換気　66
　　非同調　113, 114
圧規定式アシストコントロール換気
　54, 134, 136
圧規定式換気
　　気道抵抗増加　79
　　吸気ポーズ　76, 77
　　コンプライアンス低下　81
　　最適換気　82
　　モニタリング　74
圧規定式調節換気　54, 66
圧スカラー　75
　　CPAP　56
　　PCV　20
　　PSV　56
　　PSV＋CPAP　56
　　SIMV　14, 52, 54, 108
　　SIMV＋CPAP　60, 62
　　SIMV＋PSV　16, 60
　　SIMV＋PSV＋CPAP　18, 60
　　圧規定式アシストコントロール換気
　　　54
　　圧規定式調節換気　54
　　右主気管支挿管時　124
　　努力呼気　89
　　抜管時　126
　　量規定式アシスト換気　12
　　量規定式調節換気　10, 52
圧-容量ループ→P-Vループ
圧リミット　54

異常波形
　　よく見られる臨床所見　84〜101
　　くちばし（状波形）　88, 116
　　不適当な感度設定による――　111

1回換気量（V_T）　1
　　乳幼児　103

エアトラッピング　35, 93
　　早期末梢気道虚脱による――　94
　　動的過膨張による――　92
エアリーク，新生児　112

オートサイクリング，新生児　112

● か行

下変曲点（LIP）　27, 85, 86
過膨張
　　P-Vループ　88
　　動的――　92
間欠的強制換気（IMV）　106, 107
患者トリガー（呼吸）　8, 52, 54, 75

気管支拡張薬　90, 91
気管支痙攣　90
気管支肺異形成（BPD）　103, 136
気管チューブ
　　エアリーク　112
　　――の屈曲　96
気道抵抗（R_{AW}）　1, 6, 30
　　――増加　79, 82
気道閉塞　35, 90
機能的残気量（FRC）　25, 56, 84
　　乳幼児　103
吸気　8
吸気圧，過剰な――　116
吸気開始　8
吸気時間（T_I）
　　過剰な――　118
　　計算式　4
吸気終末気道内圧（EIP）　87
吸気終了　8

吸気終了設定　119
吸気ポーズ　76, 77
吸気流量（$\dot{V}$）　1, 4
　　不適切な――　97
急性呼吸促迫症候群（ARDS）　29, 74, 87

矩形波　33, 38
くちばし状波形　88, 116

経気道圧差（P_{TA}）　76, 78
計算式
　　PIP　6
　　吸気時間（T_I）　4
　　経気道圧差（P_{TA}）　6
　　周期時間（T_C）　2
　　肺胞内圧（P_A）　6
経肺圧　23, 24

高頻度換気（HFV）　128〜130
呼気　8
呼気開始　8
呼気最大流量（PEFR）　33
呼気時間（T_E）　4
呼気終末閉塞法　94
呼気終末陽圧（PEEP）　84〜87, 95, 104, 130
呼気終了　8
呼吸器系コンプライアンス（C_{RS}）　1, 29, 42, 84
呼吸仕事量（WOB）　31, 32, 75
呼吸周期，構成要素　9
呼吸促迫症候群（RDS）　103, 136
呼気流量スカラー，閉塞性障害　122
コンプライアンス　23
　　直線――　86
　　――低下　81, 82, 117
　　動的――　26, 29, 137, 138

•さ行

最高気道内圧（PIP）　1, 6, 26, 76
最大弯曲点（PMC）　27

時間サイクル　54
時間トリガー（呼吸）　8, 52, 54
持続気道陽圧（CPAP）　56, 68, 86, 110
自発呼吸　37, 56, 68
周期時間（T_C），計算式　2
終了基準　115
準静的曲線　85, 86
上変曲点（UIP）　27, 86, 88
新生児
　　auto-PEEP　120
　　BPD　103, 136
　　breath-stacking　120, 121
　　HFV　128〜130
　　RDS　103, 132, 136
　　エアリーク　112
　　オートサイクリング　112
　　正常呼吸機能　103
　　ベッドサイドで行う呼吸モニタリング　103

スカラー　8
スパイク，圧の――　58, 116

正弦波　34
静止圧（P_{STATIC}）　6
静的曲線　86
漸減流量
　　PCV　83
　　PSV　83

早期気道虚脱　94
総肺気量（TLC）　25, 31

•た行
立ち上がり時間
　　PSV　58
　　速い——　116
　　不十分な——　115

定常流　38, 52, 64
　　IMV　106

同期式間欠的強制換気（SIMV）　8, 14, 92, 102
動的曲線　86
トリガー感度，不適切な——　98
努力呼気　89, 118

•な行
内因性 PEEP → auto-PEEP
乳幼児，正常呼吸機能　103

•は行
肺胞内圧（P_A）　27
　　計算式　6
肺容量曲線　25

非侵襲的陽圧換気（NPPV）　56
ヒステリシス　30, 40, 47, 66, 96
非同調（性）
　　圧規定式アシスト換気　113, 114
　　患者-人工呼吸器の——　97
　　呼吸回数の——　100

プラトー圧（$P_{PLATEAU}$）　76, 78
　　計算式　6
プレッシャーコントロール換気→ PCV
プレッシャーサポート換気→ PSV

平均気道内圧　128〜130
閉塞性障害　122, 123
変曲点
　　下——　27, 85, 86
　　上——　27, 86, 88

•や行
陽圧換気（PPB）
　　P-V ループ　26
　　新生児　104
　　変曲点　27
容量サイクル　52
容量スカラー　75
　　CPAP　56
　　PCV　20
　　PSV　56
　　PSV＋CPAP　56
　　SIMV　14, 52, 54, 108
　　SIMV＋CPAP　60, 62
　　SIMV＋PSV　16, 60
　　SIMV＋PSV＋CPAP　18, 60, 70
　　圧規定式アシストコントロール換気　54
　　圧規定式調節換気　54
　　右主気管支挿管時　124
　　努力呼気　89
　　抜管時　126
　　量規定式アシスト換気　12
　　量規定式調節換気　10, 52

•ら行
流量スカラー
　　CPAP　56
　　PCV　20
　　PSV　56
　　PSV＋CPAP　56

（流量スカラー）
    SIMV　14, 52, 54, 108
    SIMV＋CPAP　60, 62
    SIMV＋PSV　16, 60
    SIMV＋PSV＋CPAP　18, 60
    圧規定式アシストコントロール換気　54
    圧規定式調節換気　54
    右主気管支挿管時　124
    エアトラッピング時　92
    過剰な吸気圧と──　116
    努力呼気時　89
    抜管時　126
    不十分な──　115
    乱れた基線の──　127
    量規定式アシスト換気　12
    量規定式調節換気　10, 52

流量-容量ループ→F-V ループ
流量リミット　52
量規定式アシスト換気　12
    定常流での──　64
量規定式アシストコントロール換気　52
量規定式換気
    気道抵抗増加　79
    吸気ポーズ　76, 77
    コンプライアンス低下　81
    最大流量　46
    漸減流量　83
量規定式調節換気　10, 52
    定常流での──　64

ループ，解釈　35

え!? ここまでわかるの? 人工呼吸器グラフィックス

定価:本体 2,600 円+税

2015 年 5 月 25 日発行　第 1 版第 1 刷 ©

著　者　　ジョナサン B. ウォー
　　　　　ヴィジェイ M. デシュパンデ
　　　　　メリッサ K. ブラウン
　　　　　ロバート J. ハーウッド

監訳者　　竹内　宗之
　　　　　（たけうち　むねゆき）

発行者　　株式会社　メディカル・サイエンス・インターナショナル
　　　　　代表取締役　若松　博
　　　　　東京都文京区本郷 1-28-36
　　　　　郵便番号 113-0033　電話(03)5804-6050

印刷:双文社印刷／表紙装丁:GRiD CO., LTD.

ISBN 978-4-89592-816-8 C3047

本書の複製権・翻訳権・上映権・譲渡権・公衆送信権(送信可能化権を含む)は(株)メディカル・サイエンス・インターナショナルが保有します。
本書を無断で複製する行為(複写,スキャン,デジタルデータ化など)は,「私的使用のための複製」など著作権法上の限られた例外を除き禁じられています。大学,病院,診療所,企業などにおいて,業務上使用する目的(診療,研究活動を含む)で上記の行為を行うことは,その使用範囲が内部的であっても,私的使用には該当せず,違法です。また私的使用に該当する場合であっても,代行業者等の第三者に依頼して上記の行為を行うことは違法となります。

JCOPY 〈(社)出版者著作権管理機構 委託出版物〉
本書の無断複写は著作権法上での例外を除き禁じられています。
複写される場合は,そのつど事前に,(社)出版者著作権管理機構(電話 03-3513-6969, FAX 03-3513-6979, info@jcopy.or.jp)の許諾を得てください。